大展好書 好書大展

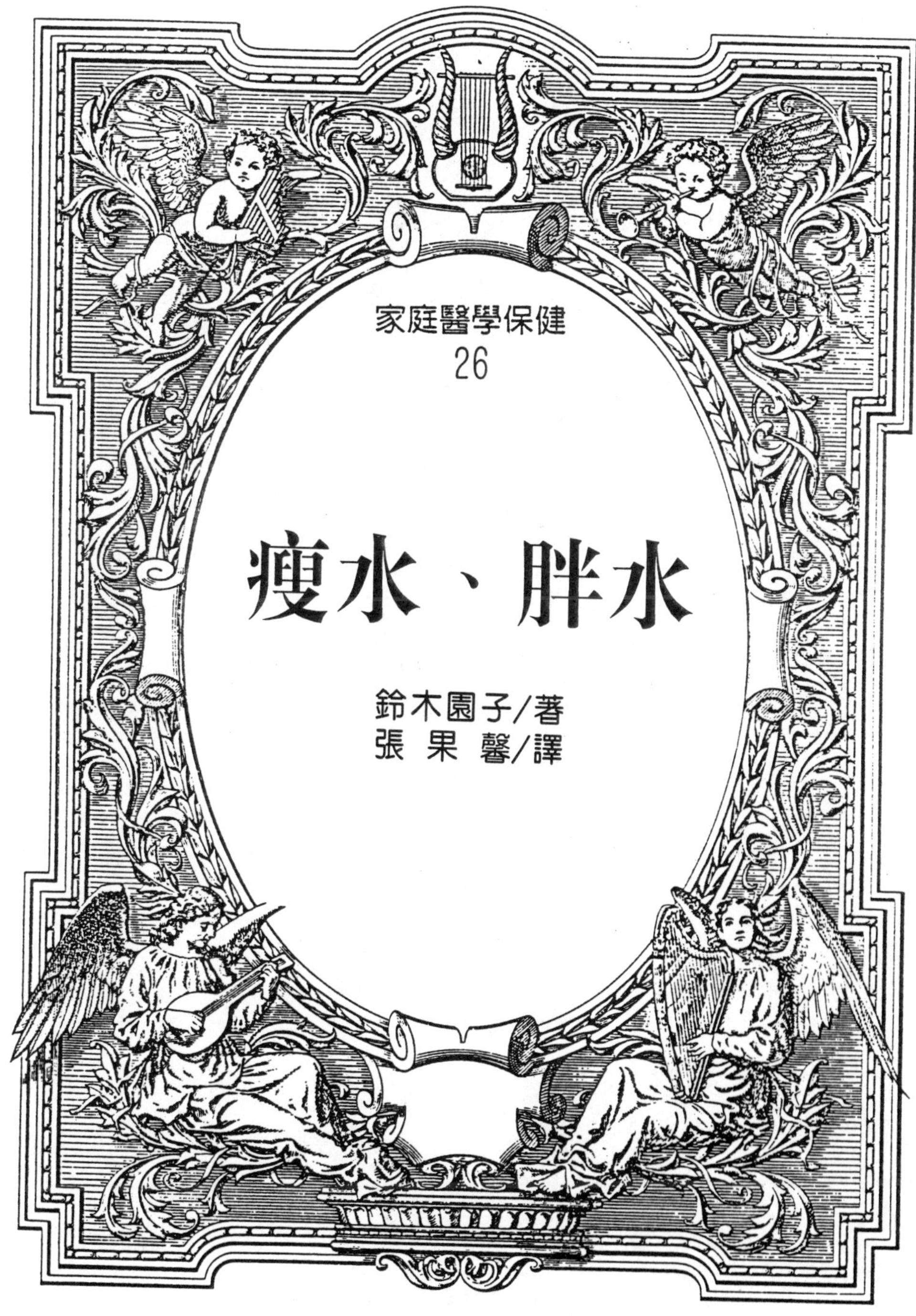

家庭醫學保健

26

瘦水、胖水

鈴木園子/著

張果馨/譯

前　言

大家都知道受到污染的水的可怕。地球上的水受到污染，因此出現了各種淨水器，但是這是否表示真的了解到水的可怕性呢？

我看過各種書籍、雜誌，甚至電視報導中所談及的「水的事」，都是不著邊際的。這是我親自做的調查，不是憑空捏造的。

到底談的是有關水的哪一方面呢？本書會針對水做深度的解析，而且會著重於和節食、健康與水的關係方面的資料。

例如：看到超級市場的架子上，擺著一百公克的牛排似乎很美味，於是就決定了今天做牛排料理。在這種情況下，幾乎所有的人都有著單純「吃肉」的想法。

也許有的人會說：「不，我會多考慮一下再買。」你會考慮到這肉富含蛋白質，應該要多攝取這些營養。實際上有這種想法的人也不少。

不過到底我們吃的是什麼呢?是吃肉嗎?還是吃蛋白質?你怎麼想呢?我的答案是:「不,絕對不是。吃下去最多的是水,肉中約有六五~七〇%都是水。」

不只是肉,豆腐中含有九〇%的水,我們所吃的食物幾乎都是水。酸乳酪的含水量近乎九〇%。吃沙拉時也不是在吃沙拉,而有九〇%都是水,就像是在喝水一樣。如果說「我們每天吃的食物都是水」,一點也不為過。

其實我們所吃的水比喝下去的水來得可怕。由於環境受到污染,幾乎整個地球都受到污染,而這些污染物就包含於食物中。我寫下本書的動機,是為了讓各位了解水的危險性,以便知道如何自保。

您在閱讀本書以後,就不會受到錯誤的瘦身方法和營養知識的誤導,便可以創造自己的健康而走向美麗幸福的人生。由本書中,便可以了解到水中含有能讓妳發胖或消瘦,以及有害健康的潛在因素。

您所不知道或未曾注意到的有關水的事,將成為我們的護身符,化為神奇的力量。本書中提供了我所調查的有關水的資料。

希望讀過本書以後，有更多的人關心「吃下的水」，學到健康美麗的瘦身智慧，這是我所期望的。

目錄

第2章　水、身體與節食

第3章 健康的瘦水攝取法

第4章　我的水和健康、節食的成功談

第5章　好水與調理革命是美麗瘦身的訣竅

序章

為了進行健康與幸福的節食……

為什麼寫下可怕水的事？

在此所寫下有關水的事，是從來沒有人寫過的，是您前所未聞的。因此，您在閱讀本書時，很可能會感到狐疑萬分。

自小我就受到教導，「不要用頭腦去記，而要用身體去學」，凡事都必須要經過親身的體驗，不會因為讀過書或聽到別人所說的話，就輕易地相信或妄下結論，而會親自去調查。

我們生活在這地球大自然界中，飲用這裡的水並享用食物，可是地球環境的污染已成為世界上的問題。水的污染也是其中之一。有關健康、營養、水、食物的書籍四處可見，可是我們會因為電視上學者的談話、宣傳的資料而產生錯覺，在這錯覺中迷失了自己。現在出現了一些過去不可能有的疾病，如：肥胖、便秘、手腳冰冷症、異位性皮膚炎、糖尿病等就是其中之一。而且也出現了各種癌症、神經衰弱與失眠等的病症，幾乎每個人都有病纏身，究竟原因何在呢？

反之，現在的醫學非常發達，很少有因為赤痢、瘟疫、肺炎、肺結核、產褥熱、敗血症、闌尾炎等而死掉的病例。以往很多人因為這些疾病而逝世。戰後以來五十年醫學的進步，連戰前的疾病都可以治癒，可是，戰後爲什麼會有這麼多不可思議的疾病，到目前爲止都無法解釋或治療呢？如果能夠找到合理的答案，我們就能夠很有元氣地活到老，也就是自然死。

目前，我們不得不生活在受到污染的水環境中，在這樣的環境中要如何自保？我們的目的不在於節食，而是爲了維持一生的健康，這才是最重要的最終目的。

如果無法了解水的眞正可怕之處，就只好活在這種痛苦的不幸日子中，因此，我下定決心寫下本書。

執筆撰寫本書以前，曾出版過『自然幸福地節食』，是我依照自己不可思議的想法所寫下來的。本書是我所寫的有關減肥的第二十二本書。

爲什麼我會鎖定有關水的可怕性呢？我爲了鞏固鈴木式節食的實行，而進行了各方面的調查，認爲必須要讓更多的人知道水之事及其可怕性。想要了解本書的水的事，也能夠從『鈴木園子的瘦身調理革命』一書中，清楚地了解「水」的意義。

胖水的真相為何？

人類要正常地生活，腦就必須發揮正常的作用，因此腦所偏好的東西非常重要。

爲了使腦部運作正常就要攝取飲食，體內必須要有定量的糖存在。要使腦部與神經正常運作，必須要有葡萄糖這種原動力（能源）。不論晝夜，血糖都要非常正常。

必須要了解腦所厭惡的食物爲何？也許各位沒有注意到腦所厭惡的飲食爲何？還積極地攝取呢！腦所厭惡的是添加物、農藥、荷爾蒙劑等。幾乎所有的食品中都含有這些有害物質。

要如何使含有過量恐怖水的食品，變成安全而令人安心的食品呢？對身體有害的水是肥胖的元凶，要如何去除胖水而使其成爲令人安心的水，要使其成爲瘦水，應當如何處理呢？這就是本書的主題。

添加物、農藥、荷爾蒙劑等有害物質，以食物的形態經由水進入體內。結果人體內，甚至所有的生物的體內中，都流著含有有害物質的水，而使腦部的運作異常。

各位要切記，「不只是飲用水，食物中也存在著」使優異的腦失常的水。如果無法把握這一點，就無法得到眞正的健康，也無法美麗地瘦下來。

第1章 了解吃下的水、胖水的可怕

I 水是主食

關於想要瘦身者的「可怕水」

如果你能了解本書中有關水的事，那麼你就能夠成功地瘦身，而且身體健康，肌膚富於光澤，內臟沒有任何疾病。不過剛開始時，要先有心理準備，因爲我們要談到「可怕的水」。

如果說「水是主食」，也許有些人會無法了解。而且大多數讀者也會半信半疑，因爲鈴木式的節食提倡「攝取充足的飯來減肥」，現在卻主張「以水來減肥」。

其實並非如此，例如你知道何謂飯嗎？其實我們所說的飯並不是飯，因爲其中有「六〇％是水」，所以飯的六〇％，亦即一半以上都是水。吃飯其實是在喝水，而且在現實生活中，其中含有大量可怕的水。爲什麼我會說到水呢？「可怕」又是什麼意思呢？爲什麼水是主食，這與節食有何關係？在此會一一解釋。在了解水是主食以前，先來了解何謂「可怕水」。

可怕水即食物中所含的水分，並非飲用水。其可怕之處在於水中含有對人體有害的農藥、荷爾蒙劑、化學藥品（添加物）。如果了解可怕水的實態，就能夠了解我所強調的水是主食的意義。

「水」會運送有害的物質，這在第二章中將有詳細的說明。在此只針對水的可怕性與水是主食這二點來說明。如果你想要節食瘦身，會欲速則不達，先了解在此所說的再做並不遲。

實際上，我所主持的食養會「時之會」，有很多會員正在利用各種方法節食，向瘦身挑戰，可是他們並沒有瘦下來，而且還出現了暴食、厭食、無月經、手腳冰冷症等等令人意想不到的生理失調現象，擁有這種有害健康的經驗。

聽過可怕水的事以後，再實行鈴木式瘦身，大都能依照自己的理想美麗地瘦身，而且非常健康。第四章中會介紹這方面的體驗談，因此，您也可以先閱讀第四章。這麼一來，會早點注意到水的可怕性，也會看到依照自己的理想瘦身的事實證明。

無論如何，一定要先了解水的可怕性。要好好地閱讀本書，再實行鈴木式瘦身法，就能夠一步步地邁近目標與希望，苦惱與痛苦的問題也能夠得到解決。有以下煩惱和希望的人——

希望健康美麗地瘦下來

希望能夠暴飲暴食

希望能夠脫離厭食症

希望能夠治癒手腳冰冷症

希望月經正常

希望能治癒異位性皮膚炎或過敏

希望能治癒糖尿病、高血壓等成人病

希望能夠健康地生下活潑的小孩

只要你現在開始實行這些方法，那麼一定能夠靠自己的力量創造期待中的身體，因此要健康開朗，隨時保持青春美麗，過著幸福的人生絕對沒有問題。

本書所提出的「水的節食」是鈴木式節食的最終目的。

並非吃牛肉，而是吃可怕的水

在此，要先說明何以水是主食。正如前文所述，水是食物的本體。

吃豆腐時，其中所含的有九〇％是水分，這水是不是可怕的東西呢？希望各位在吃牛肉的時候，也有相同的疑問和想法。此外，吃蔬菜時，不只要想到是否會有維他命的流失，蔬菜中所含的幾乎都是水分，而這水分是否可以安心地攝取呢？這才是重點。所以……

「牛肉有七〇％都是水分，這水分中幾乎都是我們所看到的鮮紅的血，這鮮紅的血是令人害怕的受到污染的血。」

我們吃牛肉時，應該是說在喝那受到污染的血。結果我們的身體受到這些被污染的血（水分）所浸透。

曾有報導指出，從牛肉中檢查出農藥的案例。另一方面，在一九九六年春天，英國的牛隻感染上狂牛病（牛的海綿狀腦症）而死亡，原因不明。另一項報導指出，這是化學肥料所造成的。

牛的飼料是草。牛所吃的嫩草撒上很多農藥，牧草吸取泥土中的農藥而生長。牛不知道牧草中農藥的可怕生，而不斷地吃。牧草中含有一半以上的農藥水，這些水進入了牛的體內，因此農藥殘留在牛體內。

牛肉似乎如此浸泡於農藥和化學肥料中，從國外進口至國人的餐桌上。英國的牛肉並未輸入至國內，可是我們到英國去旅行的時候，會吃那裡的牛肉，喝那裡的牛奶。甚至在喝啤酒時，也會吃那裡的肉乾。尚且還帶當地的肉乾回來當禮物。深入思考的話，有些國家還會輸入英國產的牛肉、乳製品，或是經過加工而運至國內。

此外，把牛的血液當作化妝品的原料，甚至當成胎盤素、膠原蛋白、荷爾蒙劑等原料，有的還被當作餅乾、糖果的原料呢！

這是非常重要的，會使你的想法、看法有所改變。例如：「牛肉中含有大量的農藥」，我的想法有以下三點：

①某些國家的牧草中，牧草本身的水分含有大量農藥，製成乾草以後，已經去除了水分，可是農藥仍然殘留在草中。

②吃了乾草的牛，才會把農藥吃進體內。結果牛的肝臟、血液與肌肉都會殘留農藥。

問題在這後面。

③大家已經知道牛肉的可怕而不去吃。不過在知道肉的可怕以前，應該要避免讓農藥進入肉裡面。總之，我們所吃的食物，如蔬菜、肉、魚都和牛的情形一樣，進入人體中，造成相同的傷害……。

試想一想，你的身體是否殘留了來自海外的農藥呢？報告顯示，殘留於肝臟的農藥比肌肉還多。

如果有人問你以下的問題，你會怎麼回答呢？

「你吃牛肉的時候，是在攝取何種營養呢？」

我在談可怕水以前，都會先問這樣的問題，幾乎所有的人都不知道該如何回答。也許他們不知道這問題的眞正含意，因爲牛肉就是牛的肉，一旦被問到牛肉含有何種營養時，都不知該如何回答。在追問之下，幾乎所有人的回答是：

「牛肉富含蛋白質。」

大家似乎都針對「營養」這一點來回答。我所期待的答案並非蛋白質這種營養素，而是各位非注意不可的「水的成分」，因此，我要說「牛肉不只是肉，我們所吃的是可怕的水」。

一般談到「水」時，會令人聯想到飲用水。自來水中含有致癌物質之一，即總三鹵甲烷（有機氯化合物）等。想到飲用水（水質）的污染時，並不會聯想到牛肉及其他食物中所含之水的問題。也許你會認爲：「自來水的味道不好，就喝礦泉水好了」，或是「裝個淨水器吧！」，或是「煮過一次來使用」，無不指向飲用水的水質污染問題。

這也是很重要的問題，不過最可怕的是牛肉、蔬菜、蛋等食物中所含的水。與其考慮到食品的營養素，不如更深入思考食物中所含的水分，這對於維持健康非常重要。而且對於節食也會帶來很大的影響。

我想要強調的是，並非「△△肉不好」的問題，而是整個環境都不好。所以不要把責任推卸給別人，而要把這些食品變爲可以安心食用的食物。

我以女人的智慧把食物變得可以安心食用，其證據就是本來絕對不可以吃肉，有嚴重異位性皮膚炎的小孩，因採用鈴木式料理法而可以吃肉料理。

也許各位讀者的眼睛會爲之一亮，在此先談談食物等於恐怖水。

豬肉有六成是水分

一般而言，豬肉都是採用煮的方式較多。一〇〇公克的豬肉（肩、有脂肪、大形種），含有六六·二公克的水分，蛋白質十七·五公克，脂肪十五·一公克。

由此可知，其中含有大量的水分。也許你會因爲肉眼看不到這些水分而無法相信，不過實際上吃豬肉就等於在吃水，而且這水分對於身體是危險的存在。

以前的豬隻都是吃我們的殘餚剩飯而長大，現在則爲了加速其發育而使用荷爾蒙劑，採用調配的飼料。爲了驅除會妨礙豬隻發育的病原體，而大量使用驅蟲劑、殺蟲劑、消毒劑等。甚至爲了預防感染疾病而大量使用抗生素。

一〇〇公克的豬肉中，含有六成的水分。在這些水分中，可能含有很強的藥劑。

食物中所含的受到污染的水，不只是農藥。有些食物還受到放射線的污染。一九八六年四月，蘇俄（當時的蘇聯）近郊的車諾比原子發電廠發生放射線外洩事故，影響到附近的食物，爲其中的一例。

有一些國家的牛吃含有農藥的水（牧草）。北歐的馴鹿在不知不覺中，每天吃了受到車諾比放射線污染的土地中所生長出來的苔類和青草。用這些馴鹿肉所做出來的肉乾，根據報告發現有大量放射線殘留。

由此可見，我們每年輸入的食品是危險的食物與含有污水的食品。這些食物中所含的水含有大量的致癌物質，吃了以後不知不覺地囤積在體內。我們都是在不知情的情況下購買了輸入食品，而吃下食品中的殘留農藥。

相信你已經了解吃下去之水的可怕性了。食物幾乎都是水，如果其中的水受到污染，這可怕的水會使身體機能異常，成爲胖水。大概你已經有所了解了吧？

地下水的污染對於節食有不良的影響

不只是北歐的馴鹿和英國的牛，日本在一九七三年十月時，有七頭肉牛因吃下了含有大量硝酸性氮（硝酸離子）的牧草而死亡，這是發生在山形縣的事。陽光普照的天氣突然下起驟雨來，結果牧草吸取了比平常多十倍的硝酸性氮。通常日本的飲料水質基準必須是在10ＰＰＭ以下。一般肥料中所含的氮會被氨所分解，所以不會成爲問題。氧較多的田地因爲細菌的活動，會製造出硝酸性氮。

一九六〇年左右至一九八〇年後半期，每年日本有二百頭以上的牛因爲這些事故而死亡。

這起事件是由山形縣電視台在一九九五年三月的電視節目『文獻一九九五年　來自地下水的警告——肥料污染了大自然』中所報導的。我們的會員錄下了這節目，把錄影帶寄給我。

我從中得知了這件可怕的事，而我所看到不只是牛隻死亡的表面事實而已，也想到了這些販賣到市場上的牛肉的水分（血）中所殘留的農藥，在我們不知情的狀況下，變成我們飯桌上的牛排和火鍋料，最令人擔心的是，吃下這些食物的人的健康是否會受到影響。

化學肥料不只會使腦部運作異常，甚至還會使人喪命。導致牛隻死亡的硝酸性氮，對人類會有何影響呢？就如前述山形縣的電視節目中，長野縣臼田町的佐久綜合醫院院長所說的，關於農藥與化學肥料對於健康的影響如下：

「硝酸性氮的中毒對於嬰兒的影響，是會產生藍色嬰兒症的疾病。嬰兒的臉色會變青，甚至因爲呼吸困難而致死。類似一氧化碳中毒的症狀，不過不會發生在大人身上。通常是用含有硝酸鹽的水泡奶給出生未滿三個月的嬰兒，所引發的症狀。」

根據外國的報告，日本並沒有出現這種案例。這院長所提出的WHO（世界衛生組織）報告書指出，歐美在一九八〇年代共發生了二千起藍色嬰兒症，其中有一六〇人死亡。

硝酸性氮是植物生長不可或缺的，但是最近也有人指出這是致癌物質。日本人胃癌的死亡率很高，這是因爲蔬菜等食物水與飲用水含有很多硝酸性氮的緣故。

尤其減肥成功與否的關鍵，就在於水分的問題，絕不可以忽視。要健康而美麗地消瘦，或創造健全的身體，必須要讓身體的機能能夠正常地運作。如果控制這些機能的腦部異常，我們會吃下食物中所含的農藥等不良因子的水分，積存在體內。

豆腐有九〇%是水分，這水分安全嗎？

就如前文所述的，當我問道：

「吃涼豆腐時，是在吃何種營養成分呢？」

大半的人都會回答：

「涼豆腐含有植物性蛋白質，對身體而言是值得安心的食物。」

我眞想告訴這些人：「涼豆腐並不是含有蛋白質，而是含水。」

我要告訴這些人，且慢吃涼豆腐。因爲豆腐九〇%是水，是以化學肥料所培育的大豆來製成的。

我們日常食用的食品（幾乎都是水）不只是含有農藥，還含有對於節食瘦身有不良影響的污染物質。希望各位讀者有此先入爲主的觀念。

也許有人會說：「我討厭吃牛肉，也不喜歡吃豆腐。我知道自來水和礦泉水受到污染，所以也幾乎不喝。」當時我驚訝不已。仔細想想，這些人不吃牛肉，也不吃豆腐，卻吃很多的蔬菜等食物。因此雖然不攝取水分，卻已經從食物中所含的水分補充了一天的水分必要量。

第二章中會提及水、健康與節食的關係，而第一章中所提出的問題，是要讓你重新認識水。

Ⅱ 食物中含有這樣的水

蔬菜不是「吃」，而是「喝」

現在相信大家都已經了解到，食物中不是含有營養，而是有害的水分。不禁對於學校中所學習到的有關營養的知識，甚至是書本中所寫的，在電視上所看到的有關健康的食物等，都產生了疑問。因此爲了自保，必須再作重新的評估。

翻閱百科全書「蔬菜」一項，發現其中是針對蔬菜的分類、栽培、生產與消費等等有所敘述，以及蔬菜生產安定法在法律上的規定，還有世界上蔬菜的生產量依序以番茄、高麗菜、洋蔥、胡蘿蔔最多，從這其中可以得到各種知識，可是有關「營養」這項目所述如下：

「就營養而言，大部分的蔬菜含有很多水分（九〇～九五％），卡路里很低，但是含有較多的維他命、礦物質、纖維素等，成為身體的供給源，能夠發揮很大的效果。」（平凡社『世界大百科事典』）

由這些敘述文字來看，蔬菜不是用來「吃」，而是「喝」。九〇～九五％的水分受到農藥等的污染，那麼對於蔬菜是否要有完全不同的看法了呢？

此外，閱讀有關於糖尿病患者的飲食方式的書籍，發現蔬菜中所含的食物纖維（海藻、穀類中所含的物質），對於糖尿病等成人病的預防有很大的效果，一天要攝取三〇〇公克以上。日本衛生署推薦糖尿病患者的小冊子中載明，一天攝取青江菜、胡蘿蔔等黃綠色蔬菜一〇〇公克，以及蓮藕等淡色蔬菜二〇〇公克。

根據蔬菜中所含的水分量來計算，發現吃三〇〇公克的蔬菜時，有九〇％都是水分，等於喝下了二七〇公克受污染的水。

「蔬菜生吃時無法吃得多，所以都要燙過、煮過、炒過才會吃得多。加熱的過程中，因為維他命與礦物質會流失，而且大量攝取，所以不必擔心分量會不夠。」

在這小冊子中是如此敘述的。可是一天攝取三〇〇公克浸泡在藥物（由農藥和化學肥料所培養）中的蔬菜，或者更正確地說，應該對於我們所喝下去的這些東西感到害怕。

大量攝取這些未經處理過（第五章中會詳述處理方法）的藥漬蔬菜，對內臟會造成負擔，結果會降低代謝機能，當然對節食也會有不良影響。含有添加物與農藥的水，都成爲胖水。

何謂水果內所含的胖水？

談到這些事情時，有些會員會問：

「老師，像柑橘和蘋果等水果，會噴灑很多農藥嗎？」

我說：

「當然，水果的外側有農藥是事實，但是眞正可怕之處在裡面。」水果中所含的幾乎都是水分，這種栽培作物的根會由地下吸取含有有害物質的水而成長。我所說的可怕水，就是蔬果中所吸收，包含於農作物中的水。要用水來清洗附著於水果的農藥，並不太容易，更甭提農作物中所含的水了。而且這水的重量爲農作物本身的九〇％以上，幾乎都是攝入體內的。

山形縣電視台有個文獻的節目，在『文獻一九九五年來自地下水的警告——肥料污染了大自然』中，指出栽培南瓜不可缺的氮素肥料從地底下溶出，而污染了井水。氮素肥料是農作物生長不可或缺的元素，但是溶入水以後，會產生化學變化，變化為硝酸性氮這種物質。

受到這些肥料污染之地面上的水田，會隨著水的滲透而污染了地下水。

硝酸性氮污染是令人印象較深刻的地下水污染事件之一。根據推測是大量的化學肥料所造成的。由硝酸性氮培養出來的農作物攝入體內以後，會在體內還原為亞硝酸氮，和血液中的血色素結合引起缺氧症。

據說會與胃中食物所含的氨基酸反應，而製造出致癌性物質。飲用地下水的人，全國共計有三千萬人。這電視節目中，最後有以下的敘述：

「肥料有助於植物的生長，卻會危害人類與動物。這些肥料在肉眼看不到的地方滲入了地下水，製造出有害物質。為了達到高生產量而大量使用化學肥料的農業，現在卻造成地下水的污染。」

在不知不覺中攝取了食物鏈中受到污染的水

希望各位了解到，不只是現代的飲用水，甚至所有食用的食品中所含的水都受到有害物質的污染。

工廠、礦山所流出的有毒物質，以及使用於農作物的化學肥料、農藥等，都會滲透到地底下，殘留在河或湖裡，最後流入海中。在這過程中，陸地上的米和蔬果等作物，以及河、湖、海中的魚貝類都吸取了這些有害物質，最後這些東西被製成食品而進入我們的體內。換言之，食物鏈中都隱藏著有害物質。

本來人類是不可能把有害物質攝取到體內的，但是水具有溶化與搬運物質的特性，會把有害物質和細菌帶入體內。

以前有這樣的說法，「只要河川的水流過了三公尺，就是眞水」，或是「地下三尺（約一公尺）流動的水是可以飲用的」，實際上也是利用河川的水來當飲用水，甚至清洗作物、洗米、洗衣服。此外，井水與自來水相比，在地底下經過過濾，是很安全的水。

不過，聽說現在已經進入了購買飲用水的時代了。地底下有農藥、醫藥品、工業原料、有毒的礦水滲透其中，因此，在分析地下水的水質時，會發現地下水並不適合飲用。到各地方的深山所取得的河水受到了污染，土壤中都含有有害物質。再加上爲了開發高爾夫球場，而使用大量的除草劑。有的地方還用直升機來噴灑農藥，這些農藥隨著風而飄至遠方，對於作物和生物的污染範圍更廣了。

忘掉吃下去的水就無法獲得健康

人類的體重約三分之二是由水所組成。不論是美麗的女明星，優秀的男明星或歌手，或是大公司的老板，都是由水所組成的。

英國文明評論家『生命的科學』著者H·G·威爾斯（一八六六～一九四六）曾說：「沒有水的生命就像是眞空中的音樂一樣。」我想要補充的是：「忘了吃下去的水，就無法健康幸福地生活。」

大多數人一聽說身體的成分三分之二是水，就會想到「要飲水來補充」，認爲這與蔬果汁、啤酒、酒等酒精類，或是咖啡、紅茶、烏龍茶不一樣，而開始喝飲用水。

結果到處都可以看到「飲用水安全無虞」、「美味的天然水」、「有益身體的礦泉水」等等的宣傳文句，所以賣水的商人與市場的生意興隆。但是把這些水攝取到體內以前，有必要多作考慮。要先抱持懷疑的態度來看待宣傳的字句。

爲什麼宣傳「有益身體」，就認爲烏龍茶和蔬菜汁不是水，讓我感到驚訝的是爲什麼大家毫不懷疑地跟進呢？在此，我要大聲呼籲：「且慢，你所飲用的烏龍茶和蔬菜汁都含有農藥等化學肥料。」

這些飲料都可能是可怕水。

煎餅也含有水分

有人說：

「果汁是用蔬果來榨汁，所以可以知道它們是由土壤中吸取水分。但是老師說食物都是水，像烤海苔、餅乾等乾燥食品，幾乎已經沒有水分，吃這些東西應該可以安心了。」

我聽到這樣的說法，感到非常驚訝。

「這是錯誤的觀念。一旦水蒸發就會消失，但是由水所運進來的藥品會殘留在食物中。甚至予以乾燥，食物中沒有任何水分，可是……」

以下的例子便有所顯示。

乾燥食品一〇〇公克中所含的水分如下：

餅乾——三・〇公克

硬餅乾——二・五公克

烤海苔——六・二公克

煎茶——四・九公克

馬鈴薯片——二・五公克

乾香菇——一〇・三公克

這數字和本書所顯示的食品所含的水分量與四十頁所顯示的相同，這是根據科學技術廳資源調查會所編的『四訂日本食品標準成分表』摘錄而得。食品成分表除了肉、魚、蔬菜、水果、嗜好飲料以外，麵包等加工食品、冷凍食品的調理加工食品等，國人平常吃的食物也標示了標準成分值。

其分類包括了各食品的熱量若干，含有幾公克蛋白質與糖類，以及可食部分（可以吃的部分）一〇〇公克中的成分值爲何的一覽表。這表中水分的項目還標示了能量。

在中國發現的二千年前的木乃伊，有人發現在其肝臟、腎臟殘留了數百倍的砷。在二千年前吃當時的健康食物，居然會有砷的殘留。

一天內的飲食是否攝取了過多的胖水呢？

我們在一天內到底從食物中攝取多少的水分呢？根據三十九頁早、午、晚的一般飲食例（並非鈴木式的飲食，而是一般人的飲食），這飲食內容和鈴木式飲食是不一樣的，將食品中所含的水分合計，一天大約攝取了二五四七公克的水分。

成人一天的必須水量約二〇〇〇毫克。此外，還會飲用礦泉水、咖啡、茶等，有些人會喝啤酒、果汁、牛奶等。

這些食物未經處理就調理攝食，一天吃下大約二五四七公克的胖水，你說是否可怕呢？

1天的飲食中所攝取的水分量

●並非鈴木式的飲食，而是一般人所攝取的飲食。

早餐的水分攝取量

飯220g＝水分143g

味噌湯1碗＝水分181g
- 水150g＝水分150g
- 豆腐30g＝水分26g
- 海帶芽2g＝水分1.8g
- 味噌8g＝水分3.6g

生蛋50g＝水分40g

沙拉＝水分113g
- 番茄50g＝水分47.5g
- 萵苣20g＝水分19g
- 豌豆莢50g＝水分46.5g

酸乳酪100g＝水分88g

茶1杯＝水分180g

水分合計約745g

午餐的水分攝取量

麵包120g＝水分45g

植物奶油10g＝水分1.5g

生菜沙拉＝水分90g
- 火腿20g＝水分13g
- 果汁20g＝水分9g
- 小黃瓜50g＝水分48g
- 萵苣20g＝水分19g
- 美乃滋5g＝水分1g

草莓100g＝水分90g

砂糖5g＝水分0.05g

奶茶1杯＝水分169g
- 牛乳100g＝水分89g
- 紅茶2g＝水分0.1g
- 砂糖6g＝水分0.06g
- 水80g＝水分80g

水分合計約396g

晚餐的水分攝取量

啤酒（中）1瓶＝水分464g

鮪魚（紅肉）生魚片100g＝水分65g

蘿蔔30g＝水分28g

海藻30g＝水分27g

豆腐（1塊）300g＝水分268g

菠菜100g＝水分90g

烤竹筴魚130g＝水分95g

蘿蔔泥20g＝水分19g

飯200g＝水分130g

清湯1碗＝水分150g

草莓80g＝水分70g

水分合計約1406g

1天從飲食中所攝取的水分合計約2547g

一般的食品100g（可食部分）中的水分量

類別	食品	水分量
穀物	麵包	38.0g
穀物	法國麵包	30.0g
穀物	烏龍麵（煮的）	78.0g
穀物	中華麵（蒸的）	54.0g
穀物	義大利麵（煮的）	65.0g
穀物	白米	15.5g
穀物	飯	65.0g
穀物	粥	83.0g
穀物	湯	93.5g
肉	牛肉（大腿、有脂肪的肉）	69.1g
肉	牛肉（肝）	71.5g
肉	雞肉（雞胸肉）	74.0g
肉	豬肉（里肌肉）	72.6g
肉	火腿	65.0g
蛋	雞蛋（生全蛋）	74.7g
乳製品	酸乳酪（原味）	88.0g
魚貝類	竹筴魚	72.8g
魚貝類	烏賊	81.8g
魚貝類	青蝦	83.5g
魚貝類	鰹魚	70.4g
魚貝類	鰈魚	76.9g
魚貝類	鱈魚	82.7g
魚貝類	蜆	87.5g
魚貝類	蛤	84.2g
蔬菜	當歸	95.4g
蔬菜	蕪菁	94.7g
蔬菜	小黃瓜	96.2g
蔬菜	蒟蒻	97.3g
蔬菜	芹菜	95.3g
蔬菜	番茄	95.0g
蔬菜	白菜	95.9g
蔬菜	豆芽菜	94.4g
蔬菜	萵苣	95.7g
菇類	玉蕈	92.5g
海藻	海帶（生的）	90.4g
水果	草莓	90.1g
水果	葡萄柚	89.6g
水果	梨子	88.6g
水果	桃子	89.3g
豆	大豆（煮的）	63.5g
豆	嫩豆腐	86.8g
豆	納豆	59.5g
核果	湯圓（紅豆餡）	50.0g
核果	紅豆麻糬	41.5g
核果	泡芙	55.0g
調味料	番茄醬	63.4g
嗜好飲料	清酒	82.4g
嗜好飲料	啤酒	92.8g

‧根據科學技術廳資源調查會編　四訂日本食品標準成分表製作而成。

第2章 水、身體與節食

I 水與身體的構造

人體有六五%是水

「我想要再瘦五公斤，所以連水也不想喝。」

「我想瘦五公斤，所以不吃，也不喝水。」

從這二個人的談話中可以知道，即使喝水也會胖。我覺得像這樣實行錯誤節食方法的人實在很可憐，不但有喝水會胖的錯誤觀念，而且還不吃不喝。

他們並未「注意」，而是認爲水會使人發胖，所以覺得可怕，這與我所說的可怕水的問題意識大不相同。爲什麼水會使人發胖呢?這非要了解水和身體的構造不可。

爲什麼我們吃食物就等於喝水呢?

人類在母體內時，有九七％都是水分。自出生以後直到成長爲止，體內水分的比例就逐漸減少。進入幼兒期以後，水分降至八〇％。成人時期時，只剩下六〇～六五％來維持生命。

也許這說法有點誇張，不過水在我們的體內有如河一般，有和魚相同的含水比例。爲了生存，水是很重要的。

相信大家已經了解食物中含有水，因此，必須要充分理解水和節食的關係，注意每天的飲食，就可以健康美麗地消瘦下來。爲了成功地節食，有必要了解體內水之存在的重要性及其功用。

細胞、血液、腦、肺、指甲都是由水所組成

我們的體重約六五％都是水分，自己體重的一半以上都是水分。

以血液而言，其中有八〇％都是水分。而且細胞與細胞之間含有大量石灰的骨，也有一〇～四〇％的水分。肝臟佔七六％，肌肉爲七三％，而腎臟的含水量高達八三％。脾臟含有七六％，心臟與肺則高達七九％。即使是牙齒也含有〇・二％的水

分。更令人感到驚訝的是，我們的腦部含有六八～八四％的水分。總之，爲了要健康地生活，必須含有這麼多的水分。

各臟器中大致上都含有七〇～八〇％的水分。幾乎都是浮在水中。當然，皮膚也含有七二％的水分。整個身體水分的比例非常高，在組織中總量最多的是肌肉（四三·四％）和皮膚（二〇·六％）。眼球、毛髮、指甲等，也含有二七·二％的水分。想要瘦身成功，並且擁有光滑美麗的肌膚，水是非常重要的。

總之，我們的身體（即使外側也是水）受到污染水的侵入時，各臟器和皮膚等的正常機能都會失調，對於生命的維持有不良影響。

受到污染的水是導致疾病的原因

我覺得水的可怕之處在於不知不覺中，讓另一個自己（腦和自律神經）崩潰，因爲正如前文所述的，腦有六八～八四％都是水。

蔬菜、水果、牛肉等吸取含有農藥的受污染水分而成長，我們吃了這些食物會有何結果呢？這些飲料和食物透過我們身體的粘膜而進入身體，被身體所吸收。

以下會更詳細地叙述消化作用、營養素的配給、搬運、排泄物的誘導、體液濃度的調節等維生所必要的作用。

一旦體內的這些作用失去平衡時，就會生病，如糖尿病、便秘、手腳冰冷症、異位性皮膚炎、過敏等，其原因是因爲長期攝取食物中的污染水分所致。這就是錯誤的飲食生活所造成的。換言之，由於吃下了污染的水，而無法使另一個自己發揮正常的機能。

有害物質通過粘膜積存在體內

在此，會稍微說明何以會如此。進入體內的添加物或農藥等異物，是否會依照其原有狀態以尿或糞便、汗的型態排出體外呢？

這在談到「食物和水」以前，是個很重要的問題。如果體內的異物經由尿、糞便、汗的管道全部排出體外，就不會成爲問題。然而這些物質卻滲透至內臟，還存在於循環全身的血液和水分中。

司掌消化的腸、胃等，乃至從口至肛門各器官，都是由粘膜所構成的。粘膜有如皮膚一般，是非常薄的組織。粘膜有別於皮膚之處，在於粘膜會吸收、透析進入體內的異物。

皮膚則具有防禦作用，能阻隔化妝品、添加物等異物進入體內。

腸、胃都是由粘膜所構成，有如素燒的器皿一般，能夠完全吸收進入體內的有害異物（關於皮膚與粘膜，在『鈴木園子的美肌革命』一書中，有詳細的叙述）。

例如：現在引發重大問題的愛滋病（免疫不全症候群）菌，會經由性行爲、母子感染、輸血等途徑而感染。病菌會經由陰道、肛門等粘膜而進入體內，不過不會因爲和病人握手而感染，而會經由皮膚而感染。

換言之，我們所吃食物的添加物會經由粘膜而進入體內，但是皮膚上的化妝品不會經由皮膚進入體內。

因此，如果不斷地吃含有添加物的食物，這些添加物會逐漸進入體內，引起內臟障礙或引發致癌性。內臟障礙也會成爲肥胖、成人病、過敏、異位性皮膚炎的原因。

一樣一樣的添加物微量而長時間或複雜地攝入體內，在體內被吸收而殘留於其中，所以我認爲必須要特別注意食物中的水，因爲這些水會經由粘膜而被吸收。

人類一天所需要的水為二千ml

現在，要談一談對人體非常重要的水和身體的關係。爲了維持生命，人體內經常要保持六〇％以上的水。到底人體一天所需要的水分是多少呢？一天又要排出多少水呢？

人體每天要補充的水分量約爲二千ml，等於是一升瓶（一千八百ml）再加一杯（二百ml）的分量。大致上，飲用者佔一千ml，食物則佔七百ml。其餘的三百ml是從能量中所釋出的水（消卻水）。

不過身處於飽食時代，我們已經從食物中攝取了太多的水分。

前述提到的三百ml的消卻水，是在體內的糖等燃燒時（製造卡路里）所釋出的水，這種水即代謝水。

各位讀者也曾在學校學過，我們在呼吸時是吸入氧，而排出二氧化碳和水。食物攝入體內以後，碳水化合物等養分被分解爲葡萄糖，和氧結合，成爲二氧化碳和水。在細胞中的線粒體進行。

除此以外，細胞內部還有核、脂肪粒、核糖體、高爾基體等營造生命根源的物質，幾乎都浮在細胞的液體（水溶液）中。

人體由六十兆個細胞所組成。說到體內的水，細胞的水（細胞內液）佔三分之二，其餘的三分之一是充斥於細胞與細胞之間的淋巴液，以及流動於血管中的血液，還有腸、胃、唾液等消化腺所分泌的消化液（細胞外液），而且血液有八三％都是水。

身體的水除了飲用水以外，還會從食物中攝取水分。由此可知，水分對於我們的健康和瘦身會有很大的影響。

水有助於把老舊廢物排出體外

生命之素是水，因此，我們會攝入水並排出水。每天排出體外的水量有多少呢？

一般而言，一天排出的水量與攝入體內的水量相等，大約是二千ml，其內容如下：

①尿是一千二百ml
②汗由皮膚排出四百ml

③由肺排出三百ml

④由糞便或其他排出一百ml

水分就是經由這四種途徑而排出體外。由於水會每天大量排出體外，所以每天都要補充大約二千ml的水。

我們的腎臟每三分鐘會過濾與體重等量的水，一天排出二千ml的水。如果我們不喝水，就無法活過四天。如果身體喪失二%的水，就會感到口渴；喪失五%會引起幻覺；喪失十二%則會喪命。

不只是人類，生存在這地球上的生物，其組織內都含有充分的水。所有的細胞都藉著水而攝取營養和排出老廢物。

食物中所含的水隨著攝入體內，而循環於身體的各個角落，所以，我們要加倍注意我們所吃的食物和飲料水。同時要深入思考在作美容和三溫暖時所喪失的水分。在運動出汗以後，一定要補充水分，否則生命無法正常運作。

斷食也要喝水

爲什麼斷食或絕食時，也要喝水呢？如果斷食、絕食而只喝水，即使體重減半也仍然可以存活二、三個月。禁食的病人利用點滴來補充水分與糖分，還可以維持生命，繼續接受治療。如果健康的人完全不攝取水分，絕對活不過七天。

新陳代謝非常迅速的嬰兒喪失大人一半的水分，亦即六％的水分時就會喪命。夏天，經常會聽說嬰兒熱死在車中的事故，那是因爲激烈的水分減少而引起脫水症。

身體的各組織幾乎都含有七〇～八〇％的水分，即人體內經常積存七〇～八〇％的水分。水貯存在體內。因汗、呼吸、尿液與糞便、消化管水分的暫時排出，會使體內喪失水分，這時血液中還必須要保持一定的水分，血液和組織之間的水就會釋出予以補充。

貯存水最多的是皮膚和肌肉，這些水會釋出以補充體內不足的水。如此一來，身體經常會貯存水，由食物中所攝取的爲三分之一弱，大約爲七百 ml 。食物中所含的水如果有農藥和有害物質會很可怕。爲了防止脫水，必須注意其危險性。

為什麼容易浮腫？

容易浮腫或容易出現急性浮腫症狀的人，是因爲本來應該排泄的尿，這些多餘的水分積存在體內所致。積存的水分會使體重增加，對於節食期間的女性特別會造成困擾。這並不是罹患了腎臟病，可是卻有很多人浮腫。

爲什麼攝取到體內的水分無法排泄呢？女性浮腫的原因，有懷孕浮腫、月經浮腫、更年期浮腫等，除此以外的浮腫，原因並不明確。不過最主要的原因是排尿構造出了問題，由於無法排泄而積存在細胞內。

正常情況下，膀胱內會積存定量（四百～五百 ml）的尿，經由神經系統傳達「積存」的訊號給腦，再由腦發出尿意感的指令給膀胱。這時就會去上廁所，把尿排出體外。

可是當無法順利進行這傳達指令時，無法感覺到尿意而不能排尿，積存在體內。這時無法排泄的水分會再度被細胞吸收，形成水腫的細胞。

養成利用三溫暖等來發汗習慣的人，排泄機能就無法順利地運作，大多會出現容易水腫的症狀。我們的會員中有些人沒有罹患疾病，卻很容易浮腫，深入調查這些人的生活，會發現這些人常去作三溫暖或健身美容。

下達傳達與指令的是另一個自我，即腦與自律神經。有些人在接受入學考試、工作面試或在結婚喜宴上發表致詞以前，會感到尿急。這是精神性的緊張會出現的症狀，由於自律神經的機能亢進，而會感覺到尿意。

與自己的意志毫無關係的另一個自我發揮作用，對我們來說很重要。這也是容易引起浮腫的原因。另一個自我正常運作，每天的飲食生活才會正常。

這和節食也有很密切的關係。要使腦和自律神經的作用經常保持正常，就要注意每天的飲食和水。食物和水中的營養七五％會成爲能源，這是腦和自律神經的卡路里來源，也是控制體溫調節的來源。

爲了創造身體的細胞，必須要有蛋白質、脂肪等，水也是不可或缺的材料。水是能源（食物）之一，也是循環於體內的血液、淋巴液、消化液，以及保護頭蓋骨和腦之間的保護作用，也是關節、胸膜、心膜之間的潤滑液。

爲了維持生存，每天必須要補充非常重要的水。如果水受到污染，將會成爲非常危險的物質。而且食物中也含有大量的水。我們需要了解食物中水的實態，否則會導致腦和自律神經失調。

Ⅱ　水和節食

切莫因運動而造成汗（水分）過度排出

在此試詳述一番。水排出體外的途徑有四。大家都知道尿是由腎臟所積存的。血液中的老舊廢物和有害物質會溶解在水中，運送至腎臟，經過腎臟的過濾而積存在膀胱，再由尿道排出。要注意的是老舊廢物要由血液中濾除，就必須溶於水。

此外，因排汗而喪失水分時，汗量與呼吸（鼻和口）所喪失的水分等量，大約是三百ml。

也許你不會注意到少量的汗蒸發掉了，因爲運動或勞力工作而產生的肌肉激烈運動，會產生多餘的熱量，汗的分泌會增加。天氣熱時，汗量也會增加。

我曾看過一本書，其中提及：「從事激烈運動競技的人，在經過激烈的比賽以後，會減去一・八或二・三公斤，這幾乎都是水。」

有些人認爲要節食就必須充分達到作運動而流汗的效果，而一味地努力於使身體出汗。有很多人會問我有關運動和節食的問題，幾乎都期待著「利用運動排出汗（水分），而達到減肥效果」，並且去實行。

這些人認爲「運動等於節食」。當然運動很好，不過也要配合運動量來增加食量，尤其是要攝取糖分較高的食物，以防止身體能量源的減少，因此，在飲食上必須注意平衡。

如前文所述，出汗（水分）就必須要補充水分。忽視飲食和水分而作運動，雖然體重會減輕，但是這不是「瘦了」，而是「脫水」。所以，這不能說是節食成功，反而陷入了危險狀態。

我常說不要太在意體重計的指針，若喪失體內重要的水分約十二％，是會喪命的。水分的減少和「瘦」並沒有關係。

正確的瘦身是配合運動量而飲食，當然也必須要補充水分以取得平衡，調整代謝，這是創造健康體魄的第一步。因此，運動不只是要注意流汗的問題，適當的飲食也是不可或缺的。

利用三溫暖與運動也無法瘦下來的理由

身體所喪失的水分大部分是由泌尿器官或皮膚所排出。除了皮膚會出汗以外，還有眼睛會流眼淚，以及鼻子和耳朵的分泌物等，都會是蒸發的水分。感冒時鼻子流鼻水，悲傷時流眼淚，會因爲狀況的不同，分泌量也會改變。對於整體的水分而言，喪失的水分非常少。

但是皮膚出汗所排出的水分，對我們的生存而言非常重要。身體中有六五％的水，水的熱容量非常大。即使外在的氣溫遽升，水溫也幾乎不會產生變化。因此在寒冬或酷暑裡，體溫也能保持一定的溫度。調節體溫的是汗。

通常，人類在安靜時的體溫是攝氏三六～三七度，經常維持一定的溫度。由於體內恆溫的作用，即使作過激烈的運動或泡三溫暖，發汗而使體溫上升的時候，另一個自我會利用發汗而使熱度下降，保持體內的恆溫。

水分蒸發時會奪走大量的熱。同樣地覆蓋全身的皮膚會出汗，隨著汗的蒸發而使皮膚的溫度下降，微血管中的血液也會降溫，而調節體溫。

皮膚的發汗是非常有效的調節溫度的方法。夏季裡的不快指數上升，覺得悶熱而令人覺得不愉快，這是因爲濕度高的緣故。濕度高時會妨礙汗之水蒸氣的蒸發，即出汗也無法使身體的溫度冷卻，而妨礙調節體溫作用。

此外，在寒冬時爲了防止皮膚散熱，而把發汗的作用降至最低，以達到調節作用。寒冷時，我們的身體會縮成一團，就是這種作用。皮膚的表層血管收縮，防止溫熱的血液受到外寒的侵襲。體溫調節作用都是由腦（間腦）的體溫中樞所發出的指令。

兔子、狐狸等有毛皮的動物，鴨子、天鵝等有羽毛的動物會因其毛或羽毛露於空氣層中，而阻隔熱的傳導。飽脹的空氣層厚厚地包裏皮膚，維持體溫。人類在覺得寒冷的時候會起雞皮疙瘩，就是對於寒冷的防護反應之一。

由對於寒冷所產生的生理反應，可以知道體內的水是非常重要的。而且循環於體內的血液、淋巴液、消化液大半是水分。這些水能使我們體內的六十兆個細胞正常運作，這六十兆個細胞內側也充滿著水。

你認爲如何呢？如果作三溫暖浴或運動而流汗，沒有補充水分就無法保持水分的平衡。如果沒有喝水，這些水分則可由食物中的水分來補給。總之，要利用三溫暖或運動來消瘦是不可能的。

缺乏水分對身體會有何影響？

各位是否曾有過脫水的經驗呢？例如：中暑、赤痢等疾病，以及嚴重下痢、嘔吐、出汗，而使身體缺乏水分；或因爲受傷而大量出血，腦部異常而造成體內喪失水分的狀態，稱爲脫水。

這並非疾病，而是在夏季日照強烈時，從事慢跑、打網球等激烈運動時，幾乎都會流出一ml左右的汗水。如果體內喪失二％以上的水分，會刺激腦部的知覺中樞而引起口渴，想要喝水。

如果喪失四％以上，尿量會減少，這是身體本身防止水分喪失的作用。此外，血液量也會減少，血壓降低，出現想吐和無力感的症狀。

如果在口渴時沒有馬上補充水分，血液濃度會逐漸升高，導致血液流動不良，會出現嘔吐、頭昏眼花的症狀。如果沒有及時補充水分，就會出現脫水狀態，是比無法排尿更嚴重的症狀。這時體內就會積存老舊廢物或有害物質，甚至產生尿毒症的意識障礙（沒有反應的狀態）。當體內喪失八～十二%的水分時，會因爲尿毒症所引起的意識障礙，或因爲血液無法運送氧而陷入危險狀態。此外，喪失十二%以上的水分時，體溫會上升，出現全身性的機能障礙而致死。

例如：體重五十公斤的人大約有三十五公斤水的重量。體重四十公斤的人在出汗而減少二公斤時，其水分約佔二十八公斤，所以，會喪失的水分幾乎達到會致死的十二%，因此會陷入非常危險的狀況。

另一方面，和喪失水分相反的情況，在汗無法排出時，也會出現各種障礙。例如：燒傷而導致皮膚三分之一的汗腺受到破壞時，呼吸和脈搏會加速。如果一直持續這種狀態，體溫會上升，一旦超過四十度便會引起休克而致命。

探討過身體與水的關係，便可以知道水對於生命的維持扮演了重要的角色。爲了成功地節食，不能夠只針對水下工夫。

不要忘了食物中也含有水分。即使飲用礦泉水或採用淨水器，也不可以就此感到安心。

Ⅲ　利用好水有助於成功地節食

可以用好水治癒暴食

我們爲了生存而做以下二件事：

①攝取卡路里

②攝取水分

我們在哇哇墜地的那一瞬間，開始呼吸、攝食、排泄而生長。這力量的來源是①攝取卡路里。成長（長大）和合成（製造骨骼和血液、毛髮等），然後思考（思考和學習），須有源源不絕的能源（卡路里）。這麼一來，心臟才會跳動，全身血液才能夠循環，也才能呼吸。

此外，身體把不需要的老舊廢物排出體外，必須要用到身體定量的能源。爲了確保體內的能源，必須要攝取食物和水，控制一連串工作順利進行的是（指令塔）腦。

要保持健康如絲緞一般的肌膚，就必須要使這指令塔的腦機能經常正常運作。腦的指令塔有二：一是對於事物的「思考」「進行」判斷；是自我意志運作的指令塔，另一則是與自我意志完全無關的運作，不能運作的指令塔。後者具有發揮自律神經的作用。這作用是無法依照我們的意志來進行，因此，我爲它命名爲「另一個自我」，對於身體是非常重要的。

另一個自我比我們的自我意志多達九倍的工作量，助長了生命活動。

以「暴食無法治癒」的人爲例，便是因爲這二種指令塔的功能無法順利運作。尤其另一個自我發出的食慾指令控制機能紊亂。如果機能正常就應該不會發出讓人發胖的進食指令，結果卻暴飲暴食。本來另一個自我腦部的指令塔，發出的指令是只要求攝取必要量的食物，控制食慾。可是當食慾中樞無法正常運作的時候，腦部的剎車系統就會產生故障。

爲什麼會故障呢?那是因爲人類本身所擁有的「自我思考、行動」的腦功能無法發揮作用的緣故。口渴時喝水，空腹時攝食，是爲了生存而必要的正常行爲。可是一旦因錯誤的節食而攝取過多食物中所含的有害水時，與自我意志無關的另一自我（自律神經）就會產生排斥作用而疲憊，再加上無法得到唯一的能源，因此，無法進行其本來的正常工作，而產生故障。

只吃蘋果或蔬菜而不吃飯，勉強地節食，一再攝取胖水，會導致另一自我無法發揮作用。爲了使我們的腦順利地運作，就必須要針對每天的飲食生活、每餐的食物和飲料，區分爲腦所喜歡或厭惡的食物，正確地攝食。

皮膚可以補充水嗎？

有些強調水的化妝品經常會打著「爲了濕潤的肌膚而補充水分」。所謂「濕潤」的肌膚是美麗的肌膚，也許讀者中也有很多人有這樣的觀念。

看到這些宣傳文字時，必須想一想「水對於肌膚眞的有效嗎？」爲了像廣告中的模特兒一樣，擁有美麗的肌膚，很多人會因爲「我也要試試看」而付諸行動。

這種讓人留下深刻印象的宣傳方法，是巧妙地利用人類深層心理的戰略手段。要看清楚並不容易。這些商人就是利用古代美麗肌膚的觀念。

古代人形容肌膚所使用的字，其原意爲「形狀完整」、「端正」。

自己的肌膚必須要靠自己的力量來美化，因此有必要深入思考肌膚和水的關係。先談一談「爲了肌膚而補充水」的課題，在肌膚上噴水就能夠產生效用了嗎？其實水絕對無法滲透到肌膚。

我們在泡澡時，水是否會浸透肌膚呢？皮膚是無法被浸透的。一旦燙傷或灼傷而使皮膚受損時，這時水就會浸透皮膚。關於這一點，請參照『鈴木園子的美肌革命』一書。的確，美麗的肌膚和水有密切的關係。從「水」的觀點來看，這對於美麗的肌膚有很大的效用。請參考前述的書。

阿米巴這種單細胞的原生動物或青蛙等，會由表皮來攝取必要的水，吸收至體內。人類的皮膚並沒有吸收水分的作用。我們的皮膚具有防禦作用，避免外界不良的水進入體內。

爲了健康地節食，擁有幸福的人生，必須要擁有更好、更正確的判斷力。

就如前文所述的一樣，不可以因爲「市面上在銷售」或「大衆傳播媒體正在談論這減肥商品」而採信，重視自己肌膚的人，是不可以這麼膚淺的！

第3章 健康的瘦水攝取法

I　絕不攝取胖水

何謂瘦水？

瘦水即「攝取到體內以後，不會妨礙腦部運作的水」。各位在閱讀本書以前，可能都不會考慮到食物中所含的水，以及食物中所含的水分的作用。在不知不覺中攝取了大量的添加物（藥）。一旦腦部無法順利運作，可能會產生以下的問題：

①體內的新陳代謝降低，結果發胖。
②各種荷爾蒙分泌失調，而引起異位性皮膚炎、生理不順、無月經等。
③腦部的機能低落，無法正常製造血液，容易產生貧血等問題。
④腦部的運作失調，骨骼無法順利形成，因此骨骼脆弱。

這全是由於食物所造成的後果。換言之，身體長期攝取胖水，會導致腦部喪失正常運作的功能。爲了避免發生這樣的問題，以便不妨礙腦部的功能，就要攝取「瘦水」。

避免攝取瘦水的大敵人工甘味料

A女士說：「我現在正在節食，我都選擇低熱量或無熱量的人工甘味料食物。」

B女士說：「最近我那四十八歲的丈夫接受公司的健康檢查，發現疑似糖尿病的症狀，我只讓他使用從植物中提煉出來的甘味料，而不使用砂糖。」

大概各位也曾聽過類似的閑聊。

節食的人或糖尿病患者，以及罹患高血壓、心臟病等成人病，或是想要預防蛀牙的人，都不要像A女士、B女士一樣，有錯誤的觀念。

各位讀者也很可能會爲了減肥或預防成人病，而採用人工甘味料的戰略。衆所周知的人工甘味料aspar tame（糖精）經常被當作砂糖的代用品之添加物。asccharin（糖精）是最具代表性的人工甘味料。

為什麼人工甘味料會被宣傳為能夠達到節食效果，有助於預防成人病和蛀牙，能夠減少砂糖的使用量呢?另一則是其成本比砂糖低。

由於aspartame（糖精）的甜味是砂糖的二百～三百倍，saccharin糖精為砂糖的五百倍，所以糖精的價格為砂糖的數百分之一。根據宣傳，stevia的甜味是砂糖的二五〇～三五〇倍，而且無卡路里。

saccharin（糖精）被發現其中含有致癌物質而被禁止使用。現代的年輕人卻沒有這方面的觀念，只要宣傳是低卡路里的甘味料，就會一窩蜂地搶購。

五十歲以上的老年人由於戰後缺乏食糧，因此曾以saccharin（糖精）當作砂糖的代用品，所以對於糖精留下了不良印象。可是最近saccharin（糖精）被宣傳為糖尿病用的甘味料，所以對saccharin（糖精）又有了不同的印象。

根據動物實驗報告顯示，使用過多的人工甘味料aspar tame，有引起腦部障礙之虞。而且不只會致癌，還會引起運動麻痺和下痢，其毒性之多由此可見一斑。

長期使用添加物很可能會引起各種毛病，這是必須牢記的一點。

此外，砂糖成為卡路里（其實產生卡路里的量非常少），形成卡路里（葡萄糖）以後，會以二氧化碳和水的形態排出體外，即以打嗝和尿液的形態排出。但是不會產生卡路里的藥性人工甘味料，要排出體外時，會造成肝臟、腎臟的重大負擔。這時肝臟與腎臟必須要運作，可是又沒有卡路里（葡萄糖）。如果每一天都這樣，勢必會造成肝臟與腎臟的負擔。

礦泉水無法成為瘦水

由人類文明中取水的過程來看，以及從歷史教科書中可以得知，人類的文明是發源於尼羅河、幼發拉底河、印度河、揚子江、黃河、眉公河等大河。羅馬時代的都市和龐貝廢墟都遺留了和現代下水道類似的鉛管工程水道。

現在我們都在飲用世界上受到污染的水，卻聽說水孕育了文明，實在令人難以置信。日本的環境廳有「名水百選」的活動，但是從新聞報導上我們也知道，這些名水不能喝的事實。

一九九五年九月二十六日的朝日新聞曾報導，「礦泉水是最受歡迎的水，其中有許多異物」。根據調查，在日本東京的國產礦泉水和由國外輸入的礦泉水，共有一三〇餘種，其中的十六種出現發霉的現象或混雜了塑膠等異物。

同年十月十二日的讀賣新聞曾報導，「礦泉水的異物，受到山梨縣衛生所的指控」，而且在山梨縣內有四種礦泉水出現發霉與細菌等異物，但是基於保護業者的理由，而沒有公開發表這項事實。

自讀賣新聞披露了這項消息以後，該縣衛生所的官員竟如此回答：「這是對人體無毒的細菌，所以不需要害怕。」這種說法沒有維護消費者的權益，卻保護業者，因此招致輿論的批評。

一九九〇年，礦泉水大肆宣傳，而受到講究健康、自然的團體所喜愛，消費量遽增。這都不是純水。雖然礦泉水比自來水含有多量的礦物質（無機質），然而在大量礦泉水的製造過程中，生產出來的卻是另外的產物。經過加熱殺菌以後，根本無法得到所預期的成分。

聽到「自然」「美味」的宣傳也不要馬上跟進

不要輕易採信「自然水中沒有有害物質，有益身體」的說法。前文中一再提及，深山幽谷中的地下水也受到污染，因此，不可以輕信廣告中的「自然水」與「對身體有益的美味水」的說法。大衆媒體上有關化妝品、食物、自然水的廣告，也不可以輕易採信。要養成懷疑的習慣，經常反問：「眞的如此嗎？」

尤其是與節食和健康有關的事物，一旦在電視上大肆宣傳，馬上會蔚爲風潮。其實這只是暫時性的現象而已，「無法自行思考判斷」的人實在太多了。

在某一電視節目中，只要提及某種飲料對於高血壓、心臟病患者有益，到了傍晚時分，所有的超市這種飲料都會銷售一空。或是電視節目中提及△△蔬菜對便秘有效，且有益健康，結果這一天下午，所有的超市這種蔬菜也都銷售一空。

不過，這些飲料殘留dolin劑（有機氯系的殺蟲劑，現在只有一小部分被當作農藥來使用），報告指出這種污染物質會對人體，尤其是母乳造成不良影響。但是這項事實卻被電視媒體所遮蓋。而且花了十億日圓的宣傳費請廣告公司代爲宣傳，如果持續飲用會成爲胖水，因爲其中含有非常多的脂質。

流行風潮即暫時性受到大衆的歡迎。因此製造商或銷售公司會投下龐大的資金（宣傳費、廣告費等），製造出流行風潮，這種例子非常多。而且會巧妙利用電視、新聞、雜誌等來宣傳。一些製造商會在團體中舉行國際營養發表會或演講會，甚至邀請國內外大學的營養或農學教授進行研究發表和討論，成爲商品促銷活動的一環。同時，爲商品做各種包裝，至於商品本身對於人體是否有正面的影響，以及商品的內容爲何，則要視消費者本身的判斷了。

爲了本身的健康著想起見，請認淸在市場上不會有使你消瘦的水的事實。

Ⅱ 有益健康的瘦水攝取法

攝取瘦水為自衛手段

每天持續飲用有添加物的水分，即以食物的形態攝取到體內的飲食生活長久持續下去，人體便會產生變異。這些物質漸漸地積存在體內，會造成腦、自律神經、肝臟、腎臟的負擔，而影響到機能，因此，我們有必要了解其可怕性，否則無法健康地生存在這時代中。

爲什麼明知道有毒性，還大量使用添加物呢？答案很簡單，因爲現在的日本食品產業是採取大量生產大量銷售，以擴大消費的目的，所以各大企業互相競爭。

爲了在競爭上佔優勢，而有必要便宜、大量地生產，使商品能夠銷售全國（海外）。各大企業爲此而設法降低成本，保持商品的競爭力，所以各種添加物已成爲不可或缺的物質。爲了保持品質而必須要有保存劑，最常見的是一些著色料，以及增添美味的甘味料和酸味料。因此食物中的添加物逐漸增加。

正月的蔬菜到了年末時，價格會暴漲。但是近年來已經很少發生這種現象，因爲這些物品可以自外國輸入。

由國外進口的蔬菜要經過長期的船運，這時就必須考慮到他們是如何保存呢？想必一定是使用大量的保存劑。如果食品沒有盡早使用就會受損，如此一來就無法在正月時販賣。供應商絕不可能站在消費者的立場來思考，爲了能夠定量供應市場而使用保存劑。使用保存劑的食品包括料理店常用的八頭山芋、慈菇、百合根莖，試想想這些料理會有多可怕！

由於使用了大量的添加物，本來沒有使用農藥的這些食品，就不需要再花時間製造成原料，而得以大量便宜地輸入。對消費者而言，買到便宜的東西的確是件好事，但是健康堪虞。

如果消費者不購買含有大量食品添加物的商品，則食物中的添加物會減少。這麼一來，廠商對於食品加工也會多下工夫，致力於製造無添加物的商品。不過這種做法較花時間，成本較高而缺乏競爭力，所以企業爲了在市場上生存，必須依賴添加物不可。這也是含有大量添加物的食品逐日增加的原因。

通常銷售於市面上的食品都含有添加物，要如何避免呢？總之，要有與添加物「靈巧相處的方法」，即對於含有添加物的食品進行自我防衛手段。這方法在第五章中會有詳細的介紹。因爲食品中含有胖水，所以要用水來沖洗，使食品中的水變成有益的水。前文中也提及，在這時代中爲了自保，就必須致力於自我防衛。

粥和米漿無法使人瘦

食物本身就含有水分，那麼我們每天所吃的飯和粥中的水分，對於節食會有何影響呢？

飯中含有六〇%的水，粥中則含有七〇%的水，米漿則含有九〇%的水。

粥所含的水分比飯多出三至七倍。平時吃一八〇公克飯的人，等於喝下了一〇八公克的水。同理，吃了一八〇公克的粥等於喝下了一二六公克的水。米漿則相當於一六二公克的水。

吃粥或米漿大都是在吃水分，其實只吃了少量白米。如此一來，一天所需要的能源或卡路里（熱量）就會缺乏，這時便會導致人類生存極爲重要的腦和幫助自律神經發揮正常作用的葡萄糖缺乏。

葡萄糖是身體不可或缺的物質，一旦缺乏，蛋白質就無法形成細胞和血液，鈣也無法製造成骨骼。爲了更有效地取得葡萄糖，爲了避免造成身體的負擔，就要攝取白米，也就是飯。

飯（白米）量以粥或米漿來攝取，等於是在喝水一樣，所以總米量實在太少了。有些人認爲自己「太胖了，所以減少飯量。爲了節食而吃粥」，這種做法會使代謝機能減退，而導致食慾中樞痲痺。有些人會吃鹹粥，這無異於在吃添加物的水。鹹粥或粥是有助於胃弱的人消化的食品，可是也必須留意不可。

爲了達到節食成功的目的，每天吃三次飯（每次的量女性一八〇～二四〇公克，男性則爲三〇〇公克）。二四〇公克的飯大約是二碗。充分吃米飯才能夠攝取到夠腦與神經有助益的葡萄糖。一旦缺乏會使代謝機能異常，食慾中樞無法發揮作用，所以米飯是很重要的。

鈴木式節食法的根據即想要瘦的人一天必須攝取三次充足的米飯。吃粥或米漿會使病人的機能衰退，而使節食無法成功。

鹹粥是比粥更有問題的食品，因爲在鹹粥中除了米以外，還加入蔬菜、魚、肉等。這些素材中所含的水分有農藥，或者受到添加物的污染。如果攝取過量就會使體內充滿了受到污染的水，其中最令人擔心的是材料（尤其是魚）所含的鹽分會令人過食。

此外，鹹粥的缺點即在健康方面，本來是靠自己的力量，運用自己的身體能源來消化的食物，卻以電氣或瓦斯的火力來取代。如此一來，每天攝食的結果便可想而知了。

第4章

我的水和健康、節食的成功談

I　對於身體有益的水，活化另一個自我

以己力創造良好結果的人們

正如前章所述，食物中所含的幾乎都是水，同時也叙述了水和身體的關係。通常不認爲會含有水分的麵包，竟然也含了三五％的水分，而餅乾也含有五％的水分。

因此我們在吃餅乾時，會配上紅茶；吃煎餅則會配上日式的綠茶。這是自古以來吃餅乾會再加上水分的攝取方式，所以可以理解爲了生存，①攝取卡路里、②攝取水分是必要的。

肉、蔬菜、加工食品等食物中所含的水分，都受到農藥、添加物等的污染，會對身體造成不良影響（使腦與自律神經紊亂），這在前文中已經叙述過了。

為了成功地節食，先要了解食物中所含的水的存在之可怕性。不知道各位是否已經了解前文所述的呢？

不只是飲用水，在此要提醒各位的是，必須對於「吃下去的水」也要多加注意，要仔細選用食物以維護健康，這是節食成功的第一步。

關於節食，在市面上有很多有關這方面的書，但是卻沒有人提過蔬果中所含的水、煮飯的水、肉和魚中所含的水的危險性。大都是提到多攝取蔬菜、油類、魚中的DHA（二十二碳六烯酸）等，對身體有益；還有肉中的蛋白質也有益身體。食物方面只提到其營養和卡路里，卻未曾提及食物中所含的水與健康、節食的關係。

本章提醒各位「吃下去的水」的可怕性和配合使用鈴木式節食法瘦身，而獲得健康的人的經驗談。

這些人在了解可怕水以前，大都認為自己吃的是蘋果、柑橘、魚、肉，殊不知蘋果和柑橘中含有九〇％的水分，魚和肉也大半是水，完全不知道自己所吃的就是水。

我想讀者中應該也有人因為節食不當，而走上暴食之途。有些人以為吃蘋果就可以瘦，其實每天所吃的只是蘋果中的不良水分，導致代謝機能衰退，所以絕對無法達到節食的目的。

這些人由本身的體驗發現了節食的錯誤事項，開始注意到飲食中的水，而理解到身體與水的關係，並配合鈴木式節食法才能成功地節食。在此試介紹一下。

希望各位讀者在閱讀體驗談的時候，確認一下目前自己所實行的節食法和觀念，而注意到食物中的水。知道什麼是對身體有益的水，即對於節食有益的水，可以安心飲用的安心水。那麼就能夠像本章所介紹的這些人一樣，靠自己的力量消除肥胖、異位性皮膚炎、便秘、無月經或糖尿病、高血壓等成人病。當然，你的肌膚也會變得光滑美麗。

鈴木式節食法的最終目的並非依靠他力，而是靠自己的力量而取得良好結果。所以不可以忽視食物中主要的成分水的問題，否則就無法進行正確的節食。以下所介紹的體驗談，有助於各位充分了解水和節食的關係。

吃過多水果而發胖，引起肝機能障礙的例子增加

最初要介紹的是，在我們身邊的食物的例子。

時下有很多女性喜歡吃水果更甚於吃飯，以肥胖的觀點來看，現代人大都較胖。

這是因爲水果中所含的水分品質不同所致。一旦水果中藥漬的水分攝取過量，會導致代謝機能異常，結果機能衰退。

十字會的會員山本洋子女士（六十歲）即一例。她住在札幌，喜愛吃水果，夏天時北海道所產的哈蜜瓜是她最喜愛的水果。其他如西瓜、草莓、芒果、桃子、柑橘，都是她不分季節常吃的水果。早餐吃麵包、酸乳酪、草莓、葡萄柚。午餐和晚餐也是以水果爲主菜。

她在五十八歲時接受血液檢查，發現GPT高達一二六（正常值爲三十五單位以下），GOT也高達一二六（正常值爲四十單位以下），數值非常高。GPT、GOT都是肝細胞中所含的酵素，流動在血液中的量增高。這是用來檢查肝功能之指數的方法之一。

山本女士GOT、GPT的數值非常高，而且太胖，出現脂肪肝的症狀。脂肪肝導致肝臟機能衰退，肝臟的代謝機能也減低。因此無法分解營養素，能源無法成爲身體的一部分（骨骼和肌肉等的合成）。

總之，GPT的數值高與肥胖有密切的關係。山本女士的情形是因爲平常攝取太多水果的緣故。

實行鈴木式節食法以後，GPT、GOT下降至正常值

從一九九五年五月起，山本女士開始不在飲食中攝取水果，同時實行完全的鈴木式節食法。她不吃水果，三餐以米飯爲主，配上一湯一菜，零食則是栗子、饅頭、糖球、果凍等，實行完全的鈴木式節食法。

翌月接受精密的檢查，發現GPT是四十，GOT是三十七，都降至正常值的範圍。即使GPT比平常值稍高，這也在允許範圍以內。

山本女士的總膽固醇值（平常值爲一三〇～二二〇mg／dl），上一次是二五八mg／dl，這一次降至一八八mg／dl。

這樣的飲食當然也攝取了其他食品過多的添加物，然而避免攝取過量水果的水分就能得到這樣的數值。

由此可知，水果的水分攝取過量，對山本女士確實有很大的害處。

攝取安心的水，嚴守鈴木式節食法，瘦了十五公斤

東京都・關本廣子（二十六歲・在醫院服務）

三年來持續實行錯誤的節食法

我二十六歲，單身。在東京都的醫院從事醫療工作。從鈴木老師那兒了解到食物中所含的水的可怕性，努力地攝取安心的水。每天實行鈴木式節食，讓我脫離了幾乎要走進精神科的拒食、過食、嘔吐等節食的地獄。

自從參加鈴木式節食法的講習會以後，聽到很多人的體驗談，我才知道和我一樣誤信錯誤的節食法，而煩惱痛苦的女性很多。

這時，我才知道自己實行了三年的錯誤節食法。在遇到鈴木式節食法以前，三年

以來我都沈淪在錯誤的節食法地獄中。

希望我的體驗也能對於因拒食、過食而感到煩惱的人有所幫助。

廿二歲　六三公斤——參與運動俱樂部半年，並配合美容健身。

廿三歲　五三公斤——開始以自己的方式，利用蒟蒻、人工甘味料、牛奶來節食。

廿四歲　三八公斤——體重減少，卻出現無月經、拒食、過食的症狀，每天晚上都會嘔吐。由於因節食所引起的強迫觀念，導致無法上班或到精神科接受治療。經常使用安定劑、安眠劑。

廿五歲　四五~四三公斤——知道鈴木式節食法的存在。在書店購買了『奇蹟的節食法』一書，到「時的銀座店」去。

廿六歲　四八公斤——知道水的可怕性，購買了「時之淨水器」。每天攝取對身體安全、安心的水，實行完全的鈴木式節食法。

以上是我（身高一六〇公分）節食的經歷，以下再作詳述。

勉強節食導致生理停止，身心受損

二十二歲時，開始有節食的念頭，而到運動俱樂部去美容健身。那裡的人告訴我，「半年內能夠減去七公斤」（費用七十萬日圓），減一公斤要十萬日圓。在這些課程中，可以自由參加健身、舞蹈、柔軟體操等。同時，可以自由使用各種機器。

美容健身方面，使用低周波電流刺激身體，併用敷蠟（把蠟塗在全身）等。柔軟體操和有氧舞蹈是強制性的運動。每個人都會有張病歷表，上面記錄著目前的體重。

半年內，每天都上運動俱樂部，假日時也不休息。如果指導員發現體重比前一天稍增，就會做出嚴格的指示，漸漸地就發現似乎還是不進食比較好，而在經過半年以後，瘦了十公斤。

體重稍微增加時，指導員會說：「不能吃，吃了就不好。」結果變成最好是不吃，一旦吃了則即使到健身房、三溫暖，作美容健身也不會瘦下來，所以認為只要不吃不喝就可以節食，於是採用自我方式的節食法。這是二十三歲時的事。

自我方式的節食菜單主要是牛奶，其他的則是沒有卡路里的食物，如人工甘味料與無糖的食品、節食飲料、蒟蒻等。肚子餓的時候，就喝會讓自己產生滿腹感，加入碳酸的節食飲料。吃膩了以後，就吃蒟蒻。

我常存著吃了就會發胖的強迫觀念，所以只攝取無卡路里的飲食。不過吃了就會發胖的想法逐漸增強，即使看到電視中有關食物的廣告，也覺得會發胖，而漸漸地變得焦躁不安。這是所謂的拒食界限。當然，月經就停了。

更甚者變得精神衰弱，甚至害怕人、車與所有的東西。有強迫觀念而無法走出家門，最後只好開始看精神科醫生。這時只注意到自己的精神狀態，對於月經停止並沒有留下深刻的印象。

在精神科得到大量安定劑的處方，並無法消除我對於事物的恐懼感。甚至還因爲恐懼感的與日俱增，而使安定劑量也增加。

拒食之後，緊接著過食的地獄

拒食大約持續了一年，二十四歲時，體重只有三十八公斤。這時又轉而成爲嚴重的過食，如果不進食便覺得焦躁，總是吞食許多東西。這時期雖然過食，但是對於食物卻有恐怖感和罪惡感，最後會用手指刺激喉嚨，使所有的食物都吐出來。

晚上都處於失眠狀態。

這狀態持續了一年。二十五歲時，在書店看到了園子老師的『奇蹟的節食法』一書，知道鈴木式節食法的存在，於是，趕緊到銀座時的店去購買「時之商品」，開始實行鈴木式節食法。

自己的身體必須由自己守護

鈴木老師的書是非常好的書，讀過她的書以後，覺得非常安心，認爲自己的過食症狀會很快痊癒。

而且我也下定決心結束這樣的狀態，以自己的能力來治好，因此參加鈴木老師的講習會。聽說了老師的談話，我了解到這不能靠別人的力量，一定要靠自己。

這時我實行的意願更強了，而開始實行完全的鈴木式節食法。嚴格地遵守攝取量和時間。老師的講習會實在具有不可思議的力量，不停地想要吃的食慾消退，以前的「想要吃!!想要吃!!」的念頭不見了。同時也不再擔心會出現過食症。我了解到飲食的重要性，每一餐都確實地攝取。

此外，持續鈴木式節食法，一定會感覺到身體的改變。

實行鈴木式節食法以後，過食與晚上失眠的症狀都消失了。除此以外，容易便秘（經常使用大量的瀉劑），臉部和脖子常會長腫疱，黝黑色的臉讓我看起來很厭惡。因爲我常把手指伸入喉嚨深處，使食物嘔吐出來，所以整個臉龐都脹紅了，呈現瘀血狀態。

嚴守鈴木式節食法而使月經恢復

嚴守鈴木式節食法以後，這些症狀全都消除了。黝黑的臉上長的腫疱全都消失，現在的肌膚是白皙而有光澤的。

這是我遵守鈴木老師的處方，注意食物和飲料中所含的有害水的結果。

由於持續性地不攝取含有添加物的飲料和食品，蔬菜等一律用水清洗，採用鈴木式的處理方法，現在我已經能夠熟睡，便秘也治好了。更令我感到高興的是，在沒有使用藥物或藥劑的情況下，月經恢復正常了。

每天都攝取無添加物、無油的完全鈴木式的飲食。甚至於中午會帶便當，完全不外食。

了解水的可怕性，安裝淨水器

「農藥不只是附著在蔬果上，也會由泥土中的水分吸取至水果內。」

在「時之」講習會中，聽到鈴木老師有關水的重要性的談話，讓我受到很大的衝擊。從那時候起，我開始注意到食物的處理與調理水。從一九九五年一月起，使用「時之會」推薦的淨水器，當作飲用水與進行食物的處理。

購買「時之」食品以後便可以吃，或是用淨水器的水來處理蔬菜。結果發現水的顏色逐漸改變，這是因爲毒素被釋放出來了。即使米也經過農藥的處理。

我幾乎都洗米二十五次。最初的十五次是用自來水，經過四十分鐘至一小時的浸泡，再用淨水器的水洗十次。米當然也含有農藥，我了解到這其中所含有之水的可怕性，不再希望回到以往過食的光景，所以不讓不良的物質進入體內。清洗過二十五次的米，可以去除其中的危險物質，而使進入體內的東西成爲良質者。

總之，我確實實行鈴木老師的節食法。

用淨水器所洗出的米眞的非常美味，煮出來的飯色澤也不一樣。便當的菜色是「時之」山椒小魚、煮沙丁魚的幼魚、煮蛤蜊等，用醬油調味而煮出來的食物。飲料則使用淨水器的水。現在的體重是四十八公斤，只要我確實地遵守，就能夠達到理想的體重。爲了我本身一生的健康，我都要持續實行這種節食法。

從關本女士處學到水與節食的教訓——

讓身體攝取安心的水和飲食生活，可使食慾中樞恢復正常

蒟蒻、人工甘味料、牛奶無法使人瘦下來

採取自我方式的節食法，只吃蒟蒻和人工甘味料所調配之食物的，不只是關本女士而已，很多人都有這樣的經驗。關本女士因爲不想發胖而實行錯誤的節食法，這些

人共通的變化如下：

①無法安定
②失眠
③便秘
④手腳冰冷症
⑤月經停止
⑥焦躁……等等。

關本女士屬於這種典型。

你是否認爲低卡路里食品都可以吃呢？如果使用油來料理，蒟蒻也會變成高卡路里食品。吃蒟蒻可以得到滿腹感，但是對於健康並沒有益處。

最可怕的是使用人工甘味料的食品。以爲「控制甜味」就可以使人不發胖，其實這是一種錯覺。人工甘味料的可怕性，在六十五頁中已經敘述了。

關於這三種食品，不可以忘掉的是水分的問題。蒟蒻一百公克中，水分佔了九七・三公克。幾乎都是水分。如果蒟蒻芋從地底下吸收對於人體有害的農藥，這種水分是否可以安心地使用呢？

通常人工甘味料被指出是具有毒性的添加物。節食期間常會吃到的食品，如酸乳酪等乳製品的原料是乳牛所提供的，乳牛所吃的是含有除草劑的牧草，吃了一些含有化學肥料的牧草長大。這種有害物質也會殘留在牛體內。

此外，利用三溫暖、健身美容、過度運動來去除體內水分的人，大都有容易水腫的體質。想要擺脫這種困擾，就要有正常的飲食，幫助腦和神經運作，使排尿正常。

關本女士曾有過拒食、過食的體驗，這些人大都是攝取會使體內代謝機能失調的食品。

換言之，攝取食品的方法非常重要。關本女士未能攝取正確的飲食，而且未經考慮就進入運動俱樂部大量運動，導致體內的代謝機能急遽降低。運動發汗以後，必須要用到體內的能源（卡路里）來補充，這是一般的正常身體。如果完全不吃而只是做運動，會使食慾中樞的機能失常，結果形成過食症。

不過，關本女士採用正確的飲食生活以後，成功地讓已經痲痺的食慾中樞恢復，而且了解了食物中所含的水的可怕性，非常注意飲食。

結果身體的代謝機能完全恢復，月經也恢復正常。因瘀血而發紅的臉和腫疱也治癒，甚至便秘也消除了，身體的代謝機能完全恢復正常。

讀者中，也許也會有人實行錯誤的節食法，而導致食慾中樞麻痺，爲此感到痛苦。不過不必感到悲觀，只要注意食物中所含的水分，持續實行正確的飲食生活，就會恢復正常。關本女士就是最好的例子。

攝取糙米、菜食中的胖水

東京都　大谷乃里繪（二十二歲・職員）

糙米、中藥也出現反效果

我和食物與水有關的體驗，要從異位性皮膚炎說起。在此先談談我的異位性皮膚炎的病歷。

我生於琉球縣，從出生開始就罹患嚴重的異位性皮膚炎。進入「時之會」，開始吃「時之」飲食，也是爲了治癒異位性皮膚炎。

小時候，我的手肘、膝蓋、肚子、腳背、背部，除了臉以外，全身都發癢，經常抓得血跡斑斑。每個月幾乎都會有一次因爲扁桃腺發炎而發高燒高達三十八度。爸爸、媽媽爲了治癒我的異位性皮膚炎而煞費苦心，只要聽說什麼東西對我有益就會買來。例如：聽說吃糙米比白米好，就會讓我吃糙米飯。

小學時，也嘗試過杯子拔罐。到了小學三年級的時候，想要學芭蕾舞來增強體力，但是因爲內臟不良，一年以後便無以爲續。

爲了治療異位性皮膚炎而試遍了各種方法，但是情況卻越來越嚴重。幾乎所有有名的皮膚科都看遍了，卻不見好轉。甚至也嘗試喝漢方藥，卻依然故我。

爸爸、媽媽都費盡了心思找各種健康法（例如：睡前用糙米麵包沾蜂蜜來吃），但是也沒有任何效果。試過了上百種中藥，結果卻導致食慾全無，體力更加低落。

高中時到皮膚科去看病，醫生要我禁食（不吃肉、蛋、牛奶、大豆、水果）。帶糙米便當怕會招來同學的訕笑，而改變爲胚芽米。這時也使用類固醇，而引起了副作用月亮臉（臉如月亮一般，又圓又腫），月經的疼痛嚴重，有手腳冰冷症。

短大一年級時，赴夏威夷渡過一年姊妹校的留學生活，因爲水土不服，異位性皮膚炎更加嚴重了。為了避免攝取肉、蛋、牛奶，而自行烹調，結果一個月以後，月經停止了。

這時，在夏威夷州立圖書館中看到園子老師的書。讀了她的書以後，令我覺得驚訝不已。雙親和我認為對我有益的糙米竟是異位性皮膚炎的大敵，書中還提到白米是最好的。

閱讀了園子老師的書以後，我不想再吃糙米食。留學後半期，我住在美國人家中，這一家人為了健康和節食而使用糙米食。

因為住在別人家中，無法改變他們的飲食生活，只好遵照其飲食。結果臉色變黃，體重由四十八公斤降至四十二公斤，月經還是一樣沒來。這時異位性皮膚炎變得更加嚴重了。

蔬菜汁和粥、呼吸法，好像可以治好……

留學的第八個月，體重降至三十八公斤，體力很差，而無法完成留學一年的計劃，決定回國。回國後又減輕了五公斤，成為三十三公斤。身高一五八公分，只有這樣的體重，實在太瘦了。全身毫無氣力，於是只好到飯店去彈鋼琴，打打工。但是很快地就做不下去了。

雙親擔心不已，到處探聽之下，得知熊本縣的深山處有醫院可住，而且可以治好異位性皮膚炎，於是讓我去住院。醫院不提供早餐，中午只吃生菜，晚餐只吃一點糙米食，每天進行食物療法和溫冷浴。這些療法無法治好我的搔癢，三個星期以後我就出院了。

接著，我到大阪親戚家住四個月，在這裡接受異位性皮膚炎的民間療法。這是呼吸法（把好空氣吸入體內來改善體質）和飲食療法。早餐是蔬菜汁，午餐和晚餐只吃粥。有時候會攝取柿葉做成的茶或糙米，並接受針灸治療。

在這段期間，我幾乎都忘掉了鈴木式節食法。呼吸法、溫冷浴，以及其他的方法對我完全無效，也曾嘗試過其他的民間療法。

可是我的異位性皮膚炎還是無法痊癒，甚至還擴展至臉部（臉頰）和頸部，體重減輕至三十三公斤，有每況愈下之勢。因此我的個性也變得萎縮而孤僻，每天焦躁不安地渡日。這時我已經絕望了。

只有期待攝取米飯的鈴木式節食法

一九九四年夏天自短大畢業，進入父親友人的公司工作，到東京去獨自生活。我實行前述的呼吸法，飲食方面則到銀座店去購買「時之」食品。

到東京去，馬上被稱爲「黃色的小姐」。我的臉色很差，體重只有三十三公斤。太瘦，異位性皮膚炎完全沒有改善，是最糟糕的狀態。

利用呼吸法吸取有益身體的空氣，而且開始實行「時之」飲食。化妝品也採用「時之」商品。半年內，利用呼吸法與「時之」飲食雙管齊下，也參加「時之」講習會，和園子女士商談，她告訴我：「妳吃得太多了！」從這時候起，我只採用「時之」飲食和鈴木式能源補助食品「肝原黃金（G・G）」。園子女士說，比吸入對身體有益的好空氣更重要的是，攝取對身體有益的飲食。

從這時候開始，我只使用「時之」飲食，充分攝取米飯，實行完全的鈴木式節食法。菜單如下：飯每餐攝取一三〇公克，以栗饅頭、水果、果凍等當作零食，三餐（午前、午後、夜）固定食用。而且都帶便當，絕不外食。

經過三個月的鈴木式節食法，在一九九四年十二月，即二十一歲的生日以前，停止二年的月經恢復正常了。而且不像以前一樣地出現嚴重的月經痛。另一不可思議的現象是便秘和手腳冰冷症治癒了。

三十三公斤的體重也逐漸增加。一九九五年春天，我已達四十二公斤，對於自己的體力也充滿了自信。我參加某家電腦貿易公司的考試，通過了考試開始快樂地工作。

我吃任何東西都覺得很美味，體調非常好。本來非常嚴重的異位性皮膚炎搔癢症狀完全消失了。臉頰、頸部與手腳部分的症狀完全治癒，現在只有手腕會癢，皮膚變得美麗而富於光澤。

現在我已恢復至標準體重，上司和同事都說我的個性開朗。月經正常，冬天裡會皸裂的皮膚也痊癒了。我想月經之所以恢復正常，除了「時之」飲食以外，也要攝取對身體有益的水。我購買了園子女士所推薦的淨水器。

我向上司推薦這淨水器，公司也使用這淨水器。因此在家裡或公司，我都可以安心地飲用。

我的異位性皮膚炎終於因爲「時之」飲食和水的緣故而遠離。我因爲異位性皮膚炎而知道鈴木式節食法的存在，而使我一生無憂地生活下去。

從大谷小姐處學到水與節食的教訓——

糙米、菜食是異位性皮膚炎的大敵

大谷小姐爲了治好異位性皮膚炎，雙親和本人都尋遍了各種治療方法，而嘗盡了苦頭。大谷小姐依賴民間療法，反而導致體內代謝機能衰退。

如果食物療法的出發點錯誤，根本無效。以糙米、菜食爲例，這種食物療法強調糙米中所含的維他命和礦物質（無機質）等的營養比白米多。

此外，糙米含有多量的農藥，尤其是含量最多的米糠，這部分對於異位性皮膚炎而言，是最不好的飲食。這種污染物質會使腦的作用失調，體內荷爾蒙的合成和分泌也會異常，而且不會造成能源補給的缺乏。

藉著鈴木式節食來恢復身體機能

實行鈴木式節食法的人不攝取糙米以後，大都能夠使自己的身體能力復甦。

確實實行鈴木式節食法，能夠在短期內改變體質與性格

關於水分的問題，如果吸取土壤中的農藥長大的蔬菜類未經處理，而大量攝取，大都會對身體造成不良影響。

大谷小姐的體重降至三十三公斤以後，變得憂鬱不安，這是因爲錯誤的飲食生活所致。

自從大谷小姐不再攝取糙米和菜食，而改變爲對身體有益的食物和水分以後，短短的三個月內，異位性皮膚炎治癒。而且月經恢復，甚至便秘和手腳冰冷症也消失了，這就是代謝機能恢復正常的證據。

最近，上司都說她的個性變得開朗，臉色較好，肌膚也較白，富有光澤。這是因爲採取規律正確的鈴木式飲食，而充分補給了身體的水分。藉著規律正確的飲食生活，可以以自己的力量把體質和生理機能恢復理想狀態。

完全的鈴木式節食法和安心的水，可以恢復身體機能

東京都　夏谷部　桂女士（三十一歲　幫傭）

小孩的異位性皮膚炎治癒了

二十一歲時，看到『想要瘦的人要吃』一書，而知道鈴木式節食法的存在。到了三十歲，才開始實行鈴木式節食法。在這九年內，我都按照自己的方式來調理。除此以外，我也試過其他的節食法，甚至也嘗試美容健身。

結果，我每天都過著爲浮腫、便秘、貧血、手腳冰冷症所苦的生活。最可憐的是長男，罹患了嚴重的異位性皮膚炎。現在想起來，眞是覺得羞愧不已。

我就是爲了治療孩子的異位性皮膚炎，而開始實行鈴木式節食法。鈴木式飲食的

目的並不在於瘦身，而是爲了創造健康的體魄。我曾讀過好幾本鈴木老師的書，知道了很多人的體驗。而且也因爲孩子的異位性皮膚炎越來越嚴重，而開始注意。

一九九五年一月，閱讀了『鈴木式的極意』一文，參加了二月份的「時之」講習會。從三月三日起，開始實行鈴木式飲食。至於我也開始實行鈴木式節食法，已經是後來的事。孩子開始實行鈴木式節食以後，開始產生不可思議的異位性皮膚炎痊癒跡象，使我也開始正視鈴木式節食法。

我花了四十八個小時才生下這孩子，他一出生時就有異位性皮膚炎。出生後三個月就切掉耳垂，四個月大時全身長濕疹，症狀非常嚴重。出生後的三個月內都沒有母乳，泡牛奶餵他，他全都噴出。經過乳房按摩以後，第四個月時分泌乳汁，餵予母乳也一樣吐出來。

一歲時，他的全身被抓得體無完膚，血跡斑斑。實行鈴木式節食法以前，即在他四歲以前，都可以聽到他抓癢的聲音。三歲以前，晚上都會哭得很厲害，一個月內會持續哭二個星期。我也因而無法熟睡。

這樣的小孩在夜裡無法熟睡，早上也不可能清醒。一整天都呈現混沌狀態，令人憂心不已。

異位性皮膚炎的原因是含有胖水的飲食

為什麼嚴重的異位性皮膚炎一直無法治癒呢？我在認識了鈴木式節食法以後，才知道飲食生活的重要性。自從實行鈴木式節食法以後，孩子的身體恢復的情形，眞是令人難忘。

從孩子一歲大的時候開始，我就會記錄飲食日記，每天都記下孩子所吃的東西和長濕疹的部位。出生後十個月，醫生診斷出孩子有過敏的症狀，而列出禁止食用的食品，如豬肉、牛肉、牛乳等乳製品、雞肉、蛋類、納豆、豆腐等大豆製品。此外，碳水化合物除了白米以外，也必須要依序攝取小米、稗子、小麥等。

肉類則採用兔肉、青蛙肉等，一般人很少有過敏者食用的食材。基本上，魚也可以吃。但是對我的孩子而言，青花魚這種大衆化的魚類會引發過敏，所以必須使用鮑魚、竹筴魚、鯡魚等高級魚類。為了買到新鮮的鮑魚，必須到築地的漁港去購買。

此外，要使用無農藥蔬菜，而且調味料不使用砂糖和動物性油脂，也必須要減鹽。同時不能使用以大豆為原料的味噌，而以小米味噌和稗子味噌較好。為了避免引發過敏，要注意食品方面的禁忌。

為了尋找適合孩子的素材，一個月要花費十萬日圓的伙食費。

嚴重的異位性皮膚炎消失無蹤

知道鈴木式節食法的存在以前，一直禁食醫生所指示的食品，直到三歲時為止。只要一感冒，全身就會出現濕疹或斑疹，每天都很不安。

甚至還發生過這樣的事情。有一天，我的友人對我說：「這香蕉不會引起過敏，給孩子吃沒問題。」結果孩子的嘴巴周圍長出一公分大的濕疹。全身的濕疹和搔癢最令人頭痛的是，生殖器官周圍幾乎都斑痕累累，沒有一塊肌膚是完整的，看起來眞令人覺得難過。小解時會有刺痛感，乾了以後又會覺得癢。我們看了都覺得很難過，本人更會覺得不舒服了。

出生以來就極力地禁食，但是想要從體內來治癒確實非常困難。在這種狀態下，開始下定決心實行鈴木式食養法。

最令我感到驚訝的是，在實行鈴木式飲食二天後的晚上，小孩睡覺時非常安靜，沒夜啼，也沒有聽到抓癢的聲音，睡得非常沈。

第三週以後，早上醒來還會大聲地叫：「早安！」採取鈴木式飲食以前，他從來不曾在早上起來。誰料到會有這麼大的改變呢？

本來非常嚴重的異位性皮膚炎，在採取鈴木式飲食三個月以後，完全消失了。但是在今年（一九九六年）的某一天，我不注意的時候，他的祖母給他吃了五顆福豆，結果第二天在他的屁股上長出了五顆米粒般大的腫疱。根據鈴木式的飲食菜豆中，煮大豆絕對不會產生這種狀態。這時我下定決心，要持之以恆。

四年來的痛苦在實行鈴木式節食以後，開始出現了轉機。這種種迅速的改變讓我產生了信心。在這期間，孩子在接受健康診斷時，也發現他長高了九公分。回想他以往的飲食內容和鈴木式飲食，實在有很多相異處與疑點，如果能夠早點遇到鈴木式飲食，那該多好！

改變為鈴木式飲食，一個月內體重減少，便秘治癒，低血壓恢復正常

實際上，我本身也很後悔自己的節食，現在改採鈴木式飲食以後，我有了很大的

改變。在我的一生當中，二十歲的後半期遭遇了二件大事。一是我結婚、懷孕、生產、育兒，緊接著是離婚。離婚時，孩子三歲，我二十九歲。

另一則是遇到了鈴木式飲食。我在二十歲時，輕率地節食，反覆出現過食、拒食的症狀。懷孕期間正是我過食最嚴重的時候，丈夫說他喜歡瘦的女性。受到這句話的刺激，我吃了飯就會吐。

二十六歲時，生下了孩子。生產後第四個月，我突然長出了白髮，前面的頭髮都變白了。我陷於過食、嘔吐、再過食的惡性循環中，因浮腫和便秘而感到困擾。拒食時，會出現貧血與手腳冰冷症。體重曾因過食而胖至五十公斤，一旦不吃就會減到四十二、三公斤。體重的激烈增減會導致體調異常，體力低落。

和孩子一起實行鈴木式飲食時，體重是四十九公斤，經過了十個月，減去了三公斤。起初我不是爲了減肥才實行鈴木式飲食，當時我身高一五四公分，體重四十九公斤，幾乎是標準體重。

可是讀了鈴木老師的書以後，我有一種強烈的感覺，那就是在此以前，我實行錯誤的節食而使身體的電腦異常，生下了異位性皮膚炎的孩子。因此在減肥以前，要先誘使異常的電腦正常，所以決定實行鈴木式飲食。

實行鈴木式飲食以後，讓我覺得很驚訝的是，嚴重的便秘（四天沒有排便是常有的事）在一個月內就消除了。現在不使用便秘常備藥，每天早上也能夠排便。因爲便秘所帶來的焦躁與痛苦也完全消失了。

原本只有高八〇，低六〇的低血壓，自從實行鈴木式飲食以後，在半年後已上升爲高一〇七，低七〇，早上會淸醒。晚上也能夠熟睡。在這麼短的期間內，便秘治癒，血壓恢復正常，這完全是鈴木式飲食所賜。

鈴木式的飲食沒有孩子不可以吃的東西。醫生所指示要戒食的豆類、咖哩牛肉、靑椒肉絲等，在鈴木式一週的菜單中卻出現了。給小孩吃以後，並沒有引發濕疹或搔癢症狀。

我對於醫生所禁食的食物產生了疑問。我在實行鈴木式飲食以後，短期間內代謝機能恢復。我想這是因爲攝取沒有添加物與無油的食品，確實實行鈴木式飲食的結果。

同時，也因爲這緣故而深深地體會到，在這世界上會使身體的正常機能、自律神經、腦的電腦失常的食品實在很多。

全體家族都可以安心飲用的水

最後是關於水。從孩子出生以後，我就非常注意水。我會購買市面上販賣的礦泉水來泡奶粉，就僅止於此而已。不過，我的朋友告訴我：「自然水的水源會受到污染，所以最好使用淨水器。」

因此，安裝了鈴木老師的淨水器。

我的公公婆婆也飲用淨水器的水，但是在離婚時卻無法把淨水器帶走。我的娘家也使用淨水器，但是和婆家的不一樣，並沒有那麼好喝。

過了一陣子以後，我還是選用鈴木老師所推薦的淨水器。我的孩子和我都是喝這淨水器的水。可以喝到美味而又令人安心的水，實在很幸福。我每天都會把水攝取到體內去，進行食物的處理，去除食物中的添加物非常重要。爲了全家的健康，要攝取美味而令人安心的水。

從長谷部女士處學到水與節食的教訓——

由於無法分泌母乳而大量飲水

小麥、稗子所附著的農藥比白米多

長谷部女士爲了治好孩子的異位性皮膚炎，而和孩子一起進行以禁食爲主的飲食。尤其是屬於碳水化合物的小麥、稗子所附著的農藥比白米多，因此必須充分地沖洗，去除農藥不可。此外，這些穀物幾乎都是進口的。有機栽培的米也會採用農藥，一旦經過精白以後，沒有仔細地清洗，也無法去除其中的農藥。小米和稗子未經清洗便攝取至體內，會有異物（農藥）積存在體內。

爲了治癒異位性皮膚炎而吃這些食物，結果反而導致病情惡化。也許吃小米、稗子的次數比白米還多。在此供作參考，小米中所含的水分一百公克中佔了十二・五公克，稗子佔了十二・〇公克，米則佔十五・五公克，這些水分中都溶了藥。而且小米和稗子都不容易消化，容易造成腸胃的負擔。

因沒有吃飯而不易分泌母乳

出生後三個月無法分泌母乳，爲什麼會這樣呢？其實不只是長谷部女士，有很多媽媽都有這樣的情形。這是因爲母親本身從小到生產爲止的飲食生活有問題。

生產時，母乳會分泌出來，這是正常的構造。最重要的能量來源是碳水化合物，飯就是能量來源。

尤其是生產時，大多數的母親因爲不想發胖而不吃飯，這實在要不得。腦、神經、荷爾蒙要發揮作用，才能夠分泌乳汁，所以非吃飯不可。

另一則是爲了促進母乳的分泌，可大量攝取水分。要喝水的時候，要先把自來水煮沸五分鐘，待涼了再泡茶或飲用。

小孩的異位性皮膚炎痊癒，我也恢復了髮色

懷孕期間，必須避免母體的代謝機能低落，要提供胎兒必要的能源補給，這是很重要的。長谷部女士在結婚、懷孕過程中，反覆出現拒食、過食的症狀，因此無法補充必要的能量。

不過在開始實行鈴木式飲食以後，短期間內孩子的異位性皮膚炎得到醫治。長谷部本身的代謝機能也恢復了。生產後，變白的頭髮，尤其是前面的白髮也恢復爲黑髮，爲一證明。

希望能攝取安心水，並且處理食物。此外，也不可以只注意瘦身，必須爲了維護健康而努力維持正常的飲食生活。

獨自生活時，罹患過食症

東京都　中村玲子（二十一歲　大學三年級）

尤其喜愛甜食

我身高一四八公分，現在的體重是三十八公斤。目前是早稻田大學的學生。在考入大學以前，心理壓力很大，體重降至二十八公斤。但是因爲有攝取富有營養的食物，雖然瘦了還是有體力。

一九九三年，高中畢業以後，爲了準備考大學的事宜，而赴東京獨自生活。進入大學以後，發現比我還要優秀的學生很多，而產生了自卑感。不想上學，把自己關在房間裡。

關在房間裡，哪裡都不想去，結果有過食的傾向。我喜愛甜食，一次可以吃下五～六個蛋糕。數人分的蛋糕，我可以一口氣在數小時內解決掉。

不知不覺中，我罹患了過食症。當時我認爲自己很瘦，所以會本能地想要進食。起初我還會自制，後來我會大量地吃冰淇淋。每週會有一次在半夜裡起來吃零食，漸漸地發展至每天晚上都吃。這時，我也不禁懷疑自己是否罹患了過食症，個性變得晦暗，身體開始累積脂肪。

向母親哭訴：「我想死！」

我在書店買了節食的書籍，實行了幾個月，但是卻無效。

就在那時候，我看到了鈴木女士的『鈴木園子的瘦身調理革命』一書，大約翻閱了一下。看到鈴木式料理的調理過程，但是總覺得很困難。最後一頁有商店的電話號碼，於是把它記下來。

過食以後，我嘗試節食，結果反而陷入過食的泥沼中。我的心裡非常痛苦，經常打電話回家，甚至常向母親哭訴：「我想死！」母親想要了解我過食的情形，而跑到東京來。

一九九三年八月，我和媽媽一起到銀座「時之」商店去。那裡陳列了各種食品，當時只覺得「好貴哦！」媽媽把我的情況告訴店長，然後聽店長向我們解說鈴木式飲食。媽媽認為：「只有這方法才能治癒女兒的過食症。」當場讓我加入了時之會。

開始實行自我方式的蘋果、蔬菜、蒟蒻節食

最初只買「時之」單品進行鈴木式飲食，可是一想到要吃「時之」食品，就越想要吃別的東西，因此過食的症狀更加嚴重。體重也增加了十公斤，達到四十八公斤。這時我再也不敢到時之商店去，而開始實行自我方式的節食法。

我是採用蘋果、蔬菜與蒟蒻來節食，減輕了二公斤。但是過食的症狀比以前更嚴重，每天都覺得很不安。

一九九四年，我升上大學二年級，這時我又再到銀座「時之」商店去。店長還記得我，而且還要求我嚴守鈴木式飲食。進入大學以前，我向來都是優秀的學生，自尊心非常強，不喜歡被別人說或罵，卻輕易地接受了店長和藹可親的坦率話語。

從那一天開始，我就買了一週分的菜單當作處方箋，開始實行鈴木式飲食。不過，剛開始時實在無法嚴守規定的分量，漸漸地就能做到了。剛開始實行時，覺得身體無力，想睡。當時只想要如何才能擺脫這狀態，而努力地去實行。

入會後經過二、三個月，我開始每個月參加一次研習會，在會場遇到很多的會友。從老師和學員的談話中，使我了解到嚴守鈴木式飲食的重要性。

一九九五年九月，我再到銀座的「時之」店去。店長對我說：「妳有遵守鈴木式飲食，看起來好多了。」「眼裡綻放著光采，要好好地學習，知道嗎？」這時，我感到非常高興。

況且我也改變了心態，每天都到學校去上學，也很努力地用功，漸漸地與同學與大學教授的關係都熱絡起來。過食時，把自己關在房間裡，不喜歡見人。現在卻判若二人，連自己都驚訝不已。而且我和「時之」店的人與會員們都能和睦相處，交際範圍更廣了。

確實遵守鈴木式飲食以後，我的體重降至四十公斤，肌膚也變得美麗。實行鈴木式飲食以前，油膩的東西我照吃不誤，經常外食，現在都儘量避免。我認爲外食幾乎沒有任何價值，只是浪費金錢而已。

東京都内的水比故鄉水還美味……

我覺得故鄉的水非常難喝，到了東京以後，覺得都內的水比較美味。故鄉的水經過了消毒，藥味非常強，一點也不好喝。

但是東京的水非常美味。聽到鈴木女士談到水的可怕性，總是會把自來水煮沸五分鐘以後再飲用，或是用來泡咖啡。

我很喜歡「時之」麵包，現在我的飲食是以麵包爲主。這使我充滿了元氣，個性也變得很開朗。

從中村小姐處學到水與節食的教訓——

脫離過食症的方法是使食慾中樞恢復正常

思考為何而吃的意義非常重要

生活在都市中的年輕女性，很容易都會遇到類似中村小姐這樣的挫折。拒食或過食生活典型的例子。中村小姐無法拒絕冰淇淋與蛋糕的誘惑。如果代謝機能正常，吃飽了就絕對不會想再吃，可見當時其代謝機能失調。雖然肚子已經很飽了，但是看到眼前的東西卻無法不吃，而導致她有想死的念頭。這時她意識到自己的異狀，但是爲時已晚矣，早已陷入暴食的泥沼中。

反覆進行錯誤的節食方法，會使食慾中樞異常。中村小姐實行自我方式的蘋果、蔬菜、蒟蒻節食也不例外。其實蘋果、蔬菜、蒟蒻的成分大半都是水分，而且其中含有農藥等不良物質，這是在第一章中提過的。只吃這些食物，不只會對內臟形成負擔，也無法確保人類每天的活動所必要的能量來源，因此會想要吃東西。

可是這並非肚子餓所造成的慾求不滿，第一是爲了補充能源，第二則是要創造健康的身體時，必須取得材料。

因此，爲了瘦身而只吃蔬菜、蘋果、蒟蒻，等於只在喝水，根本無法達到補給能源的目的。如此一來，腦和神經會失調，甚至會喪命。

充分攝取米飯，將來才會生下健康寶寶

一旦食慾中樞失調，就會出現暴食或拒食的症狀。食慾中樞是自律神經的一部分，空腹時會產生食慾，發汗時身體水分會缺乏。這時就會覺得喉嚨乾渴，想要喝水。

但是持續暴食會導致食慾中樞機能失調，即使很飽了也會吃個不停。拒食時，則是認爲即使喝水也會發胖，而代之以蘋果、蔬菜、蒟蒻，卻沒有注意到這些食品也含有大量水分。

中村小姐在早期就已經自覺到自己暴食，要以自己的力量來克服是正確的想法，而開始節食。在這麼年輕的二十一歲時，便遇到了錯誤的節食法。後來又及時脫離了節食的地獄，我們要爲中村小姐堅強的意志力鼓掌。

吃下「時之」麵包，其作用與飯一樣，所以不必擔心。接著，便是希望能夠注意到作料理時，對於材料的處理。大學畢業以後，成爲社會人，接著會結婚，爲了生下

健康的寶寶，不要忽略了趁現在好好地保護身體，而持續採用鈴木式飲食。

因過瘦而持續實行鈴木式飲食以後，達到標準體重

愛知縣　山中久美　（三十一歲　鋼琴老師）

因精神壓力而走上拒食、過食之路

從音樂專門學校到大學畢業，又在音樂教室工作一年，後來爲了想學鋼琴而到英國留學一年。回國以後，到別的音樂教室擔任指導老師。也許別人會認爲我這一生過得平順，但是我和大多數人（？）一樣，也曾因拒食、過食而感到煩惱。

高中時代，每天都要接受嚴格的鋼琴課程，因此精神壓力非常大，甚至導致腹痛、生理不順，體調崩潰。那時候並沒有注意到飲食，卻進行脊椎的矯正。大致進行

三十分鐘，按摩腰部，當時覺得很舒服，但是腹痛和生理不順並沒有治癒。

大學一年級時，我最愛的母親因爲腦溢血而病倒住院。爲了想要盡快復原而復健，但是在復健期間又再發。這時因爲處理不當而造成細菌感染的併發症，而陷入意識昏迷狀態中。當時的醫院都放棄了，因此轉院繼續進行治療。自發病以後二年就過世了，享年四十六歲。

在這期間，比我年長三歲的姐姐和我輪流照顧媽媽，因爲要兼顧功課和看護，而使體調更爲惡化。再加上飲食不規律，所以月經停止了。媽媽意識昏迷，無法從嘴巴攝食，我要吃東西也會覺得有罪惡感，因此，經常一整天什麼也不吃。在這期間情緒低落，於是開始到精神科去，服用安定劑。

我並不是因爲太胖才拒食，而是因爲精神因素才拒食。通常拒食以後便是過食，這是節食的模式。

一九九一年，我二十七歲的時候開始過食。吃得胃都快撐破了，痛苦不已，吃了又吐，吐了又吃。這時，姐姐結婚離開家裡。我那溫柔體貼的姐姐非常擔心我，我也非常努力地不要吐。後來終於不吐了，卻又變成只能吃一點東西的拒食。

米飯一餐一八〇公克，吃三次零食，一年內恢復標準體重

這樣的狀態持續一年，這時音樂教室的同學告訴我「時之」銀座店的存在。一九九二年十二月，我到時之店去買了『奇蹟的節食』一書回來閱讀。

隔年一月，我到銀座店去，購買了書中提到的鈴木式能源補助食「肝原黃金（G・G）」。經過了一週以後，我發現早上能夠清醒地起來，而且體調也改善多了。這時我買下了一星期的菜單，然後眞正地實行鈴木式飲食。每次的飯量是一八〇公克，而且吃三次零食，最初覺得很辛苦。在此之前一直害怕會嘔吐，所以飯量並不多。吃了鈴木式飲食，覺得飯量很多。

銀座店的店員們說：「要依照飯的處方箋。如果沒有充分攝取，代謝機能就無法恢復正常。」我遵照處方箋來攝食。經過一年以後，持續地使用這些菜單，就能夠很自然地攝取，絲毫不勉強。

實行鈴木式飲食一年以來，體重逐漸增加了十五公斤，而成爲四十五公斤。身高一五八公分，終於達到了標準體重。個性變得開朗，不會嘔吐，睡得很好。我稍微消

瘦了，可是別人都說我的臉色很好，變漂亮了。

從山中小姐處學到水與節食的教訓——

零食中的胖水攝取過多

年紀很輕時就喪命的母親也是如此

過食、拒食的人，其共通點即水分的補充與失調。吃了又吐，反覆出現這樣的症狀，而導致一天所必要的二千ml的水分不足。

飲食生活不規律，再加上碳水化合物攝取得太少，而高蛋白、高脂肪的食品攝取過量，導致代謝機能失調。總之，外食或含有添加物的餅乾、糖果攝取過量，而攝取了過多受到污染的水分所致。

年紀很輕就過世的母親也是因爲這緣故而無法長壽，長壽而不幸福也是枉然。現在妳非常開朗，充滿元氣又美麗，我想這會使妳的母親非常高興。

水與蔬菜的節食法使體調改善了

千葉縣　伊藤麗子　（二十一歲　學生）

高中時代採用冰箱的水的節食法

當我參加時之講習會與會報，而知道水的可怕以後，我感到非常驚訝。尤其是肉中含有有害水的報導，令我非常震驚。我從富山縣到東京來，發現東京的水實在難喝，因此買礦泉水來飲用。知道不只是飲水，連食物中也含有可怕水以後，我開始安裝「時之」所推薦的淨水器，不再使用自來水。

現在所飲用的水與煮飯都使用淨水器的水，可以安心地生活。遇到鈴木式節食法以前，我曾試過其他的節食法。我想目前正在節食的人應該也會和我一樣，曾有錯誤的節食觀念。在此談一談我過去的經驗。

從國中升上高中以後，三年來我都不吃飯，只吃水果和蔬菜，一天喝八杯水來節食。

結果完全沒有瘦，體重重達六十公斤，這是所謂的水胖。大量喝水會讓人想要排尿，但是排尿以後，肚子還是漲漲地，令人覺得想吐。

一心想要瘦，不過節食一個月就放棄了，或是節食一週又放棄了。在這期間，我的頭昏昏沈沈，視力衰退，眼睛模糊。當時實行這種節食法的人非常少，這在現代的雜誌上常會介紹，因爲一些超級模特兒都建議採用喝水的節食法。現在經由鈴木式節食法了解到水的可怕性，想到過去大量飲用受到污染的水，眞是可怕！

我的情形是依照過食→胖→錯誤的節食法的方式反覆進行，因此，我想我「人生的目的就是要瘦」。如果沒有遇到鈴木式飲食，我早就落入地獄了。

利用三溫暖出汗的節食效果是零

一九九三年四月，我進入當地的私立大學。因爲我自小就很胖，滿腦子想的都是節食。現在回想起來眞是奇怪，進入大學時，我想的就是「人生就是爲了要瘦」。

進入大學的時候，體重是六十公斤，身高一五三公分，很胖。由於學校離家很遠，進入大學以後開始獨自生活，而進入了節食業界中著名的美容中心。這裡的美容健身課程三十次要花三十萬日圓。三十次結束以後，再繳五萬日圓，進行一個月的自由課程。

三十萬日圓，每次的課程內容如下：

①利用三溫暖流汗
②在身體通上電波來分解脂肪
③拔罐（用二十個杯子在背部進行二十分鐘的拔罐）
④刺激耳朵的穴道（在針上通電，刺激耳朵的穴道）

拔罐以後，背部會留下二十個圓印，大約一個月左右才會消失。媽媽看了覺得很不忍。

五萬日圓的自由課程是：①三溫暖、②電波。我認爲只有美容健身能夠救我。到了六月時，正好滿三個月。結果瘦了六公斤，這是在做過三溫暖出汗以後所測得的體重。當時測得的體重減少了，可是外表看來卻毫無改變。

我最想要減的部位是肚子的贅肉。美容中心的人告訴我，如果還想再減量就要再繳十五～二十萬日圓，實在是沒有錢了，所以只好停下來。

到美容中心去的這三個月，我幾乎都沒有到大學去上學。從住宿處到美容中心去，要走四十分鐘。美容健身中心的人告訴我必須要運動，所以我往返都走路。但是我實在疲倦得快走不動了，甚且毫無衝勁。

現在回想起來，在美容中心都是出汗以後馬上稱，所以以爲自己瘦了。其實這是騙人的。這時我再也不想把錢花在這地方，心想還是用蘋果節食。於是到書店去找書，結果遇到了鈴木園子的書。

外食會吃下對身體有害的水

閱讀了鈴木園子的書以後，都先處理過蘋果和肉以後再調理。後來又再閱讀鈴木老師其他的書籍，知道在銀座店有售「時之」食品，因此訂購了一週的菜單。我用雙親給我的錢去購買時之食品，眞正開始實行鈴木式飲食。吃第一餐以後，馬上覺得餓，而極力抑制外食的慾望。

大學二年級時，我發現無法跟上學業進度而休學。我暫時住在家裡，仍然持續進行鈴木式飲食。在故鄉無法找到工作，在父親的建議下我在一九九五年六月到了東京。我心中已盤算了將來的職業，便開始獨自生活，到專門學校去讀書。

到了東京以後，我開始參加「時之」講習會。一再複習鈴木式飲食的各種優點，確實遵守其中的注意事項，絕對不外食。我會和朋友們談起「時之」的事情，他們邀我到咖啡店去，我都拒絕了。因爲我知道自己的意志力薄弱，萬一前去，很可能會喝下不良的水，所以我拒絕了。

五十四公斤減去七公斤，腰變細了

剛開始實行鈴木式飲食時，我的體重是五十四公斤，現在瘦了六公斤，是四十八公斤。我在美容健身中心時，未曾降至四十餘公斤，所以我覺得自己好像在做夢一樣。

現在又成爲四十七公斤，漸漸地消瘦。我想要減去的腹部贅肉消失了，腰也變細了。不過我希望能減至四十五公斤，腰圍變成五十五公分最理想。

最胖的時候，臉圓得像紅蘋果一樣。自從開始服用鈴木式能源補助食「肝原黃金（G・G）」，我發現顏色變白了。每天二次，都是在早、晚時各吃一粒G・G。早上六點半時會因肚子餓而醒來，周邊的朋友都說我瘦了，使我非常高興。

胖的時候，根本不知道肚子餓或飽的感覺。只要覺得有食慾就吃。現在會因爲肚子餓而醒來，我也覺得難以置信。以前，半夜時會開始暴食，可以吃下五～六個肉包子和二～三個蛋糕。我最喜歡吃速食食品，所以會買很多速食食品冷凍起來，常用微波爐溫熱，結果導致過食而到美容中心瘦身。

現在我不只是購買「時之」的食品，也會買羊栖菜、雞肉，確實地經過處理以後才調理。我把「時之」麵包和年輪形蛋糕當作零食。

剛到東京時，我發現這裡的水比鄉下的水味道較重，不好喝，所以我買礦泉水來飲用。自從買了「時之」淨水器以後，我就能夠安心地飲水。而且使用淨水器的水來處理食品。

除了飲食以外，我一天喝水的量是三杯左右。早上起來一定先喝一杯水。除此以外，我常喝紅茶，不過現在我發現時之咖啡很好喝，而改喝咖啡了。

從伊藤小姐處學到水與節食的教訓——

沒有吃飯，即使節食也不會瘦

利用三溫暖出汗也不會瘦

伊藤女士認為「人生是為了要瘦」。進入大學以後，不希望像高中時代一樣節食失敗，而嘗試新的節食方法，但是還是失敗了。

到美容健身中心去所進行的節食法，完全違反自然。利用三溫暖出汗最具有減肥效果。利用三溫暖促進發汗作用，消除體內的水分，可是這只會造成心臟的負擔。人體喪失必要的水分，造成新陳代謝惡化。這樣勉強出汗，對身體毫無益處。

水分攝取過量或排泄過量，都會導致新陳代謝惡化，體重也無法減輕，反之會形成肥胖的體調。

拳擊選手在比賽以前，會先利用三溫暖出汗來控制體重。一旦比賽失敗，他們的評語會是「減量失敗」。那是因為在近乎脫水狀態下比賽，會喪失承受激烈運動的耐力（能量）。

和節食一樣，是因爲脫水而產生暫時性的體重減輕，並不是眞正地瘦下來。這種做法並非健康地瘦身，最後會導致各器官異常，也是造成肥胖的原因之一。甚至還會導致月經停止。利用三溫暖出汗或利用電流消除脂肪，會導致人類生物體的構造異常，無法發揮正常作用。

伊藤小姐能夠在短短的三個月內減肥，是理智的做法。自從她開始實行鈴木式節食，便成功地得到健康。如果讀者中也有和伊藤小姐一樣，進行錯誤的節食方法的人，不妨記取伊藤小姐的教訓，學習其體驗吧！

Ⅱ　無月經、糖尿病、高血壓也在短期內消失

鈴木式飲食可創造健康的身體

鈴木式飲食並非只為了瘦身、節食。肥胖是引發成人病的關鍵，而消除肥胖只是目的之一。利用鈴木式飲食消除肥胖，能夠預防成人病，也能夠達到治療效果。不論肥胖或過瘦，都能夠藉著鈴木式飲食而治癒，並恢復健康。

過度肥胖並不好，過度消瘦也會造成身體的負擔，而引發代謝機能衰退，活力減退。甚至會形成異位性皮膚炎或過敏體質。有時候還會出現月經不順或無月經的症狀。

在此試著介紹採取錯誤的節食方法或有錯誤的節食觀念，而導致身體的正常機能

異常的人，實行鈴木式飲食，使身體在短期間內恢復正常代謝機能，而達到健康的目的。

改變為沒有胖水的飲食法，而使月經恢復

神奈川縣　中田眞佐子　（二十九歲　職員）

使用荷爾蒙劑與類固醇劑而使異位性皮膚炎更嚴重

如果不是因爲拒食症或異位性皮膚炎，恐怕就無法了解到鈴木式飲食或水的可怕性。這些經驗能夠讓我重新判斷使用安心的水，利用這水來處理食物。在此介紹我的體驗如下：

一九八八年二十三歲的夏天，我轉業至另一公司去，常常加班而引起很大的精神

壓力，引發了胃炎。這時我怕吃了東西胃會痛，所以儘量不吃東西，而開始有了拒食症的煩惱。

轉業以後的半年，月經停止。從這時候起，身體的狀況每況愈下。於是我到綜合醫院去接受胃部的檢查，在檢查的時候我也告訴醫生：「我的月經沒來。」醫生介紹我到同一家醫院的婦產科去。從那一天起，我開始接受注射荷爾蒙劑和吃藥進行治療。

因為投與了二種荷爾蒙劑，而有月經卻沒有排卵。這時，我再到別家醫院去接受檢查，三年來都接受治療。在這期間無法靠自己的力量，恢復正常的月經。

我唯一的夢想是想要成為母親。想到自己無月經，這全該怪自己，我眞是後悔又悲哀。即使用藥也無法恢復正常的月經，因此不再去醫院，也不再吃藥。

我轉業的時候，開始出現異位性皮膚炎，而且逐漸惡化。最初只有右手的中指，逐漸地擴展至整隻手，甚至還擴及脖子和臉。到皮膚科去接受治療，塗抹類固醇劑。結果治好了又復發，一再反覆出現。

大約四年以來，都在婦科接受荷爾蒙劑的治療，又到皮膚科接受類固醇的治療。發現毫無效果，結果二方面都停了下來。在朋友的建議下開始練氣功，完全不服用藥物。這時異位性皮膚炎更加嚴重，甚至還擴及脖子、臉、手、膝。臉部發紅，皮膚則是體無完膚，甚至會分泌出黃色的體液來，血跡斑斑，全身發癢。這種又癢又痛的感覺實在令人無法忍受，尤其下巴處出現很大的龜裂。脖子有如象腳一般出現裂痕，經常滲出血水。雙手也有多處龜裂，幾乎癢得無法睡覺，像這樣的狀態持續了三個月以上。

自從停止服用荷爾蒙劑以後，月經便停止。停止使用類固醇劑以後，我認爲可以依賴民間療法的治療，而開始嘗試去做。飲用以橄欖油、蘿蔔汁、人參萃取劑所調配而成的藥，也使用紫蘇油。甚至也使用過以艾草做成的肥皀、乳液，任何東西都試過了。

遵守鈴木式飲食，二個月左右月經恢復了

四年以內常常上醫院並進行自我方式的治療，可是毫無效果。民間療法和氣功都沒有產生任何效果，因此，就不再進行了。

令人難以忘懷的是一九九四年七月，電視節目『現代病』中提及異位性皮膚炎。

這節目中介紹有人利用「時之」飲食治好了異位性皮膚炎，鈴木老師說：「不只是爲了要瘦身，而是爲了要恢復健康的身體。」我覺得這是我最後的機會，因此，馬上參加「時之」會。

成爲會員以後，開始實行完全的鈴木式飲食。嚴格實行以後，逐漸好轉，到了第八個月，也就是一九九五年三月，嚴重的異位性皮膚炎的症狀減輕了。而且臉部、手腕、臀部的肌膚都變得光滑；臉色幾乎呈黑色，現在也變白了，並且不再發癢。

到了四月時，胸部有發脹感，並且出現頭痛、微燒、下腹部鈍痛等症狀，身體產生了變化。二個月後，開始有月經了。我非常高興，簡直有如迎接初次月經一樣。在二十九年的人生中，有第二次的初潮，我眞是覺得「鈴木式飲食太好了！」持續遵守鈴木式的飲食已經十一個月了，每個月我都靠自己的力量使月經正常。

完全不依賴藥物，就使月經正常，而且異位性皮膚炎也好轉了。我深深地體會到因爲沒有攝取含添加物的飲食，而使腦和自律神經的作用恢復正常，我眞是覺得很幸福。

實行鈴木式飲食以後，身體整體都變得結實了，胸部變得豐滿。我確實地感受到即使沒有運動，也能夠利用飲食使肌肉變得結實。以前我曾參加過運動俱樂部，快走出汗，現在沒有這麼做，體調也覺得很好。

最近同事和朋友都問我：「變得瘦，而且也開朗多了，是不是要結婚了呢？」我並沒有計劃要結婚，不過我也知道自己的個性變得開朗了。自從實行鈴木式飲食以後，體重沒有太大的變化，但是身體變得結實，所以看起來瘦了。

此外，以前在公司裡遇到一點小事就哭，現在即使碰到不愉快的事也不會鑽牛角尖，凡事都會往好的方面去想。採用鈴木式飲食，體調和個性居然判若兩人，在我身邊的人都不禁感到驚訝。

採用鈴木式飲食時，完全遵守其規定。除了「時之」食品以外，絕對不吃其他東西。即使和友人一起到飯店、餐廳、咖啡廳去，我也不外食。即使是咖啡也飲用「時之」咖啡。嚴格地遵守鈴木式飲食以後，會覺得外面的飲食，甚至咖啡都不好喝而不攝取。

我會大方地告訴朋友自己正在實行鈴木式飲食，毫無顧慮。覺得外面的飲食不好吃，是因為持續實行無添加物的飲食，味覺恢復正常的緣故。味覺改變了，是因為完全不攝取胖水。

徹底使用安心的水進行調理

我因爲要上班，所以都會利用星期六、星期日的假日，在調理蔬菜和肉以前，先進行一些處理。母親（六十六歲）也會幫忙。我去上班的時候，媽媽會把處理過的食物進行料理。

假日一有時間，我會親自處理了再調理。經過處理的食物沒有農藥等的藥味，吃起來也不會有異味。我帶便當時，大都是帶未經調味的燙煮料理和米飯。飲水則使用淨水器的水，用水壺帶到公司去飲用。

親朋好友到海外去旅行的時候，也會依照「時之」店的老師們所教的方法，攝取如麵包等碳水化合物爲主的食物，並且帶著時之紅豆麵包等當作零食，或是蒸餾食品。行李幾乎一半以上都是時之食品。

關於水方面，東京都的水實在有異味，很難喝。我會把水煮沸以後再泡茶喝。時之會員告訴我，「時之所推薦的淨水器濾出來的水非常美味」，因此我也採用時之所推薦的淨水器。這淨水器所過濾出來的水沒有臭味，非常美味。可以直接飲用，有時候也會煮成白開水來喝，或是進行食物的處理。時之番茄醬（園子番茄醬）是無添加物的，我會用水稀釋了，當成番茄汁來喝。

淨水器的停止裝置非常好。因地方的不同，像我的濾心每七～八個月就要更換一次，甚至有的會員半個月就要換濾心。自來水的水質會因地區而異。

攝取鈴木式飲食，飲用對身體安全的水，在月經來時，腰部不會感到不適。以前嚴重的月經痛都消失了，月經來時也可以忘了它的存在。

從中田小姐處學到水與節食的教訓

不靠藥物，靠自己的力量恢復月經，維護健康

提高代謝機能，內臟各器官就能恢復正常

有很多人因為沒有月經來潮而接受荷爾蒙的治療，不是靠本身的力量來恢復月經的人，不算是健康的身體。中田小姐也是如此，雖然月經恢復了，卻沒有排卵。拒食

導致自律神經失調，影響生殖機能。無月經就是這種典型的例子。

每個月月經都能準時到來，這是因爲腦和自律神經正常運作，使女性荷爾蒙分泌正常，也促進排卵正常。當排卵正常時，卵子無法在子宮內著床，就會形成月經。

無月經是因爲生理構造失調，因此也會造成懷孕、生產的障礙，像中田小姐這樣的情況，還期望當母親是個遙不可及的希望。倚賴荷爾蒙劑的藥力，還是無法恢復正常，必須要靠自己的力量來使生理構造恢復正常。值得慶幸的是，中田小姐實行鈴木式飲食，月經已恢復正常。

只要攝取好水，一生都能夠過得幸福

鈴木式的最終目標，就是創造健康的身體，讓你擁有幸福的人生。中田小姐因爲忠實地實行鈴木式飲食而改善體調，性格也變得開朗，這正是鈴木式的目標，令我欣慰。中田小姐實行鈴木式飲食而得到健康，整個人生觀也有了一百八十度的轉變。這一次，在執筆寫本書時，再度詢問她的感想，她回答說：

「以前我對於年齡的增長感到很不安，不過，自從成爲時之會員之後，我遇到許多年長的會員，因此對一年後、三年後的自己深具信心。我相信到時候我能夠和丈夫、孩子過著健康幸福的日子。

時之的幹部之中，也有充滿活力的七十五歲高齡者，相信到了六十歲層、七十歲層，我也能夠像他們一樣充滿幹勁。目前，我認為年齡的增長，已經不再困擾我了。我會擁著年輕的心情，過著快樂、幸福的人生。能夠持續鈴木式飲食，眞的是很慶幸。」

中田小姐的這一番話，正是鈴木式的最終目標。鈴木式的飲食並不是爲了瘦身、節食，乃是爲了追求幸福的人生。因此，擁有健康的身體才是最重要的。中田小姐能夠了解到這一點，實令我感到欣慰。希望各位也能夠和中田小姐一樣，爲了創造健康，飲用對身體而言絕對安全、安心的水，亦即攝取瘦水。藉此能夠在高齡時享有美滿的人生。

接著，要介紹男性實行鈴木式飲食的體驗。

大田惠美女士是我們的會員，這是她的父親的體驗。一九九六年三月，我接到女士寫來的信，經過其父的同意，我將此信的內容在此介紹。

忠實地實行鈴木式飲食，一週後血糖、血壓恢復正常

神奈川縣・藤田敬三先生（六十九歲　住持）

父親在六十歲罹患痴呆症

我想報告一下父親的情況。家父現在六十九歲，娘家的父母住在廟中。父親在三十歲左右罹患糖尿病，並有高血壓與高脂血症的毛病，症狀逐年惡化。過了六十歲以後，整個人完全改變，罹患了痴呆症。

父親在一九九五年秋天出現失禁的現象，服裝不整，經常不修邊幅地就外出，同時也經常忘記關火，出現老人痴呆的狀態。一天吃個不停，花生、餅乾不離口，最後造成血糖上升。父親愛吃口味較重的鰻魚、油漬沙丁魚，甚至將罐頭內的醬汁全部淋

在飯中，飲食相當的油膩。

我是在讀短期大學時遇見鈴木式的飲食。看到『想要瘦的人不吃』一書，深受感動，從此以後，決心實行鈴木式的飲食。從去年開始，也實用鈴木老師所推薦的淨水器，進行完全鈴木式飲食。

後來，哥哥帶父親就醫，主治醫生診斷父親從眼睛到腳都有毛病，必須接受更進一步的精密檢查。於是在第二個月，接受大型醫院的檢查。

這時，家人開始討論父親出院後的飲食問題。事實上，母親患有嚴重的中風，甚少料理廚房的事，哥哥也忙於工作，最後只好由我來照顧父親的生活起居。

我認爲鈴木式飲食是個好方法。因此，在父親出院後，爲他準備鈴木式飲食，但是與醫院的飲食相比，鈴木式飲食的量較少，父親最初不習慣，但是經我和母親的再三鼓勵，他也慢慢地接受了。

每當我不在家時，我會請求母親的協助，讓母親只利用時之食品以及二百公克的飯給父親吃。不過，父親經常利用我們不注意時，吃廟裡的供品。母親認爲想要繼續實行鈴木式飲食，似乎有點勉強，但是後來還是持續實行了一週。

在這段期間，每天讓父親吃四顆G・G（肝原黃金。鈴木式能源輔助食品）。就這樣，鈴木式飲食與G・G卻出現了好的結果。

血壓從一八〇降為一三六

血糖值（空腹時）降爲一〇〇，血壓爲一三六—八八，進入正常範圍。當醫生進入診察室時，說道：

「太棒了，你眞的很努力。血糖值也穩定下來了，藥量可以減半。如果血壓能夠繼續保持穩定，那麼不吃藥也沒關係。」

在此之前，血壓總是高達一八〇左右。這個結果，的確讓我驚訝。於是，我高興地又問：

「如果繼續保持穩定，那麼不吃藥也會好嗎？」

醫生說：

「這似乎是不可能。因爲尿中還殘存尿蛋白……」

不過，我心想：也許持續進行鈴木式飲食，就能夠得到改善吧！

實行鈴木式飲食後，父親的飲食生活遠離了高蛋白與高脂肪，在短短的一週內，

1995年度　基本健康檢查記錄表

No.34　受診日1995年8月4日

姓名	藤田敬三　（男，女） 1927年3月1日生（68歲）
住址	神奈川縣 電話

問診項目		
	健診歷	是否接受過基本健康檢查？（有，無）
	既往歷	心臟病　腦中風　高血壓　糖尿病　肝、膽囊疾病 腎疾病　痛風　貧血　高血脂症　呼吸器疾病 曾接受輸血　其他
	現症狀	無 頭痛　嘔吐　心悸　呼吸困難　耳鳴 麻痺　頭暈　起立性昏眩　胸痛 胸部產生壓迫感　喉嚨乾渴　痰　血痰 咳嗽　浮腫　其他
	家族歷	有血緣關係者，如父母親、兄弟姐妹是否有下列疾病？（有，無） 心臟病　腦中風　高血壓　糖尿病　原因不明的猝死　癌 （　）（　）（　）（　）（　）（　）
	香煙	吸　戒煙　本來就不抽煙 一天的平均抽煙根數（20）支 抽煙期間（20～68歲）（48）年

基本健康檢查訪問	連同	一人

血液檢查項目 實施項目 / （ ）參考值				
	貧血檢查	白血球數	（3，600～9，000）	7800 個/mm
		紅血球數	男（410～530） 女（380～480）	400 萬個/mm
		血紅素量	男（14～18） 女（12～16）	12・8 g/dl
		血球容積	男（39～52） 女（35～48）	38・5 %
	肝機能檢查	GOT	（8～40）	24 IU/l
		GPT	（5～35）	27 IU/l
		ALP	（66～240） （2・7～10）	213 IU/l K・Au單位
		γ－GTP	（4～60）	17 IU/l
	痛風	UA（尿酸）	男（3・8～7・5） 女（2・4～5・8）	4・4 mg/dl
	腎	肌酸酐	男（0・8～1・3） 女（0・6～1・1）	1・1 mg/dl
	脂質檢查	膽固醇	（130～220）	274 mg/dl
		中性脂肪	（30～160）	218 mg/dl
		HDL－C	男（40～70） 女（45～75）	52 mg/dl
	血糖檢查	空腹時的血糖和隨時的血糖	（＜120） （＜200）	161 mg/dl

★不要太過拘泥於檢查的數值正常或異常，由醫師來判斷，

胸部X光	接受肺癌檢查	異常　有・無	49（觀察）	這一次…… 肺癌檢查
		-		

●肺癌檢查本欄○……

藤田先生的基本健康檢查記錄表。血液檢查的結果與肝功能數值都在正常範圍內。

血糖、血壓都恢復爲正常値。這種飲食實在令人佩服。我終於明白，攝取改善代謝的飲食，就能夠得到良好的結果。

只實行短期間，就展現了顯著的效果。爲了讓父親的藥量減半並恢復元氣，我要繼續鼓勵父親實行鈴木式飲食。

當然，我也努力地讓父親習慣鈴木式的飲食。

從藤田先生處學到水與健康的教訓——

能夠短期間治癒是因為忠實地攝取主食與點心的結果

治療荷爾蒙的平衡就能夠使血糖值下降

由這一篇體驗談的字裡行間中，就可以體會到女兒對父親的體貼。然而罹患風濕的母親還要照顧丈夫的健康，也是難能可貴。

信中附上一九九五年八月四日的基本健康檢查記錄表，收縮壓爲一六八，舒張壓爲九二，血糖值爲一六一。在這之後，亦即在實行鈴木式飲食之前，血壓更高，血糖值也在一六〇左右，服用醫院的處方。

不過，實行鈴木式的飲食和水經過一週以後，血糖值和血壓都恢復正常。女兒大田惠美子十分的高興，因此寫信向我報告。像異位性皮膚炎、糖尿病等的現代病，必須靠自己的力量讓體內荷爾蒙維持平衡，藉此就能夠治癒疾病。

然而，在這之後，藤田先生的情況更是令我驚訝。亦即當我接到大田惠美子寄來的這封信以後，經過二、三天，我再度詢問其父的狀況，得知藤田先生每天早上四點起床，十分有元氣，到了五點左右就去敲鐘。這是忠實地實行鈴木式飲食的結果。

遠離胖水之後，半年內瘦了十公斤，並且克服高脂血症

東京都・石田　博先生（五十四歲　公司職員）

追求美食而胖到七十六公斤

看到我的血液檢查的結果，主治醫師（心臟科專門醫師）對我說：「如果你再這樣下去，即使因爲腦中風而倒下，我也不會覺得奇怪。」這是一九九二年四月，亦即我五十歲時醫生對我說的話。我從四十三歲開始，每年春、秋二次定期接受成人病專

門醫院的檢查，項目包括血液、尿、心電圖。那是因爲在四十三歲生日的數天前，有一天早上突然覺得呼吸困難，頭痛欲裂，幾乎起不了身。

雖然只是三、四分鐘的痛苦，但是內心仍然不安，因此透過友人的介紹，前往成人病的專門醫院接受血液、心電圖、CT斷層掃描等的檢查。

我的血壓原本偏高，就在這之前的一年，父親因爲心肌梗塞而倒下，二天後就過世了，當時六十九歲。母親也在三十歲左右就因爲高血壓、糖尿病而服藥，因此，我認爲自己也有心臟病或糖尿病的遺傳吧！不過，我每年最多感冒一次，對於自己的健康還是充滿自信。我對吃十分的執著，每年一定要前往法國、香港進行美食之旅。

不論是在國內或出差到國外，只要聽到某家餐廳有某種美食，我一定會前往品嚐。另外，工作上的應酬較多，因此午餐、晚餐幾乎都是在外用餐。像這樣，要忠實地遵守醫師的飲食指示，實在難以辦到。結果，飲食生活變得不正常。

從四十歲起，體重開始增加。在接受檢查的四十三歲時，體重六十三公斤，到了五十歲，變成七十六公斤。我的身高一六六公分，這種體重過胖，醫生叮嚀我體重要控制在七十公斤以內。但是，血糖值、血壓或膽固醇值也只是比正常值略高一些，體調也不錯，不曾臥病在床。

不過，中性脂肪值超出正常值（三〇～一五〇mg／dl，血液中一公合中所含的毫克量）很多，平常檢查都是在三〇〇mg／dl左右，但是此時已高達四〇〇～五〇〇mg／dl。

被診斷中性脂肪型的家族性高脂血症，開始進行瘦身節食

醫生對我說：「所謂的高脂血症，就是血液中的脂質成分（膽固醇或中性脂肪等）異常增加。如果長期間持續這種狀態，就會造成動脈硬化、高血壓、心臟病，最後因爲腦中風而倒下。你的狀況以遺傳性爲要因，是家族性的高脂血症，尤其是中性脂肪偏高。總之，你要認眞地減量，讓體重維持在六十三～六十五公斤……」

其實，醫生已經多次叮嚀，只是我直到五十歲的檢查時才正視這個問題，並且下定決心注意飲食。像這樣，對一個五十年來不曾想過要瘦的人而言，這的確是一個大挑戰。當時，太太也鄭重其事，開始製作適合高脂血症者使用的飲食菜單。

三個月以後，中性脂肪值爲一七三mg／dl，比正常值高，體重七十六公斤。這時，醫生建議我從事運動（走路），控制酒量，一天只能喝一大瓶啤酒，同時要控制鹽分、糖分的攝取。

不過，就在那一年的十一月，我又參加香港美食之旅，一整個日夜，流連在一流的飯店與專門料理店，品嚐滿漢全席，就這樣地連續享用三天的美食。回國後，在十二月上旬接受血液檢查，發現中性脂肪高達四一三mg／dl，血壓在收縮壓爲一五〇、舒張壓爲九八。血糖值爲一三六mg／dl，膽固醇值爲二百mg／dl。體重七十八公斤。

醫生連連搖頭。當時，我下定決定要徹底地減肥。然而，時期似乎不對，當時正逢年末宴會頻繁的時期，我對減肥實在沒什麼自信。後來，在出版社工作的一位朋友建議我進行鈴木式減肥法。

我閱讀數本鈴木老師的書，發現體驗者大半爲女性，她們充分地攝取飯與糖分，與醫生所指示的飲食法互相違背，我實在不敢貿然一試。但是對其中的「自己的身體自己保護」的說法十分認同。後來，利用一週實行鈴木式飲食法。

避免攝取應酬或宴會時的料理

我利用一週的期間採用鈴木式的菜單，除了午餐之外並不外食。也儘量避免攝取應酬或宴會時的料理，最多只是喝一點酒，吃一片生魚片或些許的燉煮料理。儘量不參加交際應酬。參加派對時，只是喝一杯酒和一片烤麵包。

翌年的四月接受檢查，中性脂肪降爲一二一mg／dl，八月的檢查降到一〇七mg／dl的正常值了。體重減少三公斤，成爲七十五公斤。後來，我告訴醫生自己實行鈴木式飲食，醫生卻是半信半疑。

自來水煮沸二十分鐘最為理想

從此以後，我更努力地實行鈴木式飲食，中午吃自家帶的便當，避免外食。不過，晚間喝酒的習慣依然無法戒除（如果能夠戒除，或許會瘦得更快）。半年後，體重減少了十公斤，成爲六十五公斤。啤酒肚消失，能夠穿上合身的西裝。在這個時期，血壓也從一七〇～一九〇恢復爲正常值。

瘦下來之後，因爲高脂血症所引起的肩痛與頭重感都消失了。雖然沒有特別進行運動，但是體力充沛，太太也說我變得年輕了。現在，只要再瘦二公斤，就能夠達到標準的六十三公斤，因此，我會持續實行完全的鈴木式飲食。

拜鈴木式飲食之賜，讓我死裡逃生。回顧以往，所攝取的幾乎都是含有添加物與水分的食物，結果造成代謝不良，成為過胖的原因。

後來，我從時之會報的『時之新聞』得知，市售礦泉水的可怕性，從此以後再也不買市售的礦泉水或飲用水，而改用煮沸二十分鐘的自來水。太太也忠實地實行『鈴木園子的瘦身調理革命』，夫妻兩人都採用鈴木式飲食。

從石田先生處學到水與節食的教訓

靠自己的力量才能夠成功地瘦身

從外食開始，石田先生完全排除胖水的攝取

在「時之會」第一次看到石田先生時，如文中所述，外表看起來是一位帶有啤酒肚的中年人。當時得知他的血壓高。這一次與他交談時，才知道當時他已經是高脂血症的預備軍了。

入會之後，立刻實行鈴木式飲食。不僅是石田先生，事實上，男性比女性更能夠

徹底地實行鈴木式飲食。

能夠忠實地實行鈴木式飲食的人，就像石田先生一樣，在短期間內就能夠得到好的結果。同時，就如石田先生所言，即使瘦下來，也充滿活力。代謝機能一旦改善，就能夠恢復健康，變得年輕。

詢問他的體驗談，發現石田先生有良好的實行方法。亦即每當週末或星期日有應酬或派對時，他會事先製作鈴木式料理，然後攜帶前往。

上班族較多外食的機會，實行鈴木式飲食之後，就知道胖水的可怕，所以會努力減少外食的機會。石田先生經過努力，終於有了良好的成績。爲了自己的健康，必須靠自己的力量來保護自己的身體。

石田先生能夠在半年內減少了十公斤，就是因爲不再攝取添加物等的異物，補充清涼的水，讓腦與神經正常地運作，促進代謝機能活性化所致。

石田先生並不是爲了外形而節食，而是爲了想要得到健康的體魄。結果他變得苗條，外形很帥。不論男女都能夠因而獲得健康，而且看起來更年輕。

第5章

好水與調理革命是美麗瘦身的訣竅

I　使用安全、安心的水

排除、改變胖水

我會在本章中一再強調，「爲了身體著想，要使用安全、安心的水與素材來料理」。所謂安全、安心，即先去除米、蔬菜、肉等素材中所含的有害水分以後，再進行料理。

換言之，在調理以前，所有的素材都要用水、鹽、砂糖浸透壓的原理，以去除農藥、添加物、化學物質等。只洗去附著於蔬菜上的農藥還不夠，還要去除食品內部有害的水分，使其變成安心的水。在這時代中不多花點時間下工夫，就無法做出令人安全、安心的料理。

使用水來進行漂白、去除的工作最好。水本身有強力漂白粉的臭味，含有有害物質就無法發揮功效。不論使用任何素材，如果使用的水有危險性，會有危險性，也無法做出美味的料理。料理時，第一條件就是要使用美味安心的水。

因此，要先解決不可取得「美味的水」的問題，味覺會因人而異，不過自來水中含有漂白粉的臭味，也談不上是「美味的水」。其實很多人都知道，用自來水煮飯並不容易煮出美味的米飯。

有害的化學物質流入了自來水的水源，而產生了水質惡化的問題，這是衆所周知的事實。有些公寓、大樓會有儲水槽蓄水，因維護管理不當會產生衛生問題，現在自來水最重要的問題爲其安全性。

和井水一樣，地下水源都受到病原菌與化學物質的污染，所以和以往相比，用自來水的危險較以往高，因此安全性是非常重大的問題。

自來水必須要煮沸五分鐘以上

水本來是無味無臭的物質。如果水有味道，就是因爲含有某種成分。水不好喝，是因爲含有霉菌和漂白粉的味道等異臭，而自衛手段是使用淨水器和礦泉水。

我調查一百餘種淨水器，可以把自來水改變爲安全水的只有一種。市面上銷售的礦泉水大都含有添加物，不要期待其效果，而且價位都很高，所以不值得推薦。在此，把「危險難喝的水」變成「美味的水」的方法，有以下二種：

一是使用淨水器；另一不使用淨水器的方法，則是把自來水（井水或市售的礦泉水）煮沸五分鐘以上再使用。

選擇節食的必須品「淨水器」的方法

市面上銷售的淨水器，幾乎都可以去除水中的細菌或漂白粉的臭味。可是這樣還是無法把水變成安全的水。淨水器也無法淨化對人體有害的物質，如總三鹵甲烷等有害的化學物質或農藥、放射性污染物質等，會留下不安的因素。

淨水器依其類型的不同，去除性能和過濾性能也不一樣，因此有時候淨水器根本無法過濾出安全、衛生的水。尤其是活性碳類型的淨水器只用來去除漂白粉的味道，消毒效果較差。在淨水器中很可能會繁殖細菌，反而會產生不衛生的水。

如果忘了更換濾心而持續使用，會使濾心喪失除去細菌與有害物質的性能，而影響淨水器的作用。

水質會因土地、水源、地區而有所不同。相同性能的淨水器，也會因爲用在大都市或鄉下，以及建築物構造的不同，地區自來水管的不同，以及家庭成員、生活狀況的不同，其淨化力和時間都會有所差異。

考慮到這些因素，選擇淨水器的時候，必須注意到要有去除異臭、放射性污染物質、細菌、農藥、化學物質等，對於人體有害的物質以外，還要有能夠顯示去除性能或過濾能力等效果喪失時的裝置（自動停止裝置），以及顯示更換濾心日期機能的淨水器，才能夠安心。

再確認處理的重要性

我們要如何才能把料理素材中所含的有害水分改變爲安心水分呢？

處理的方法是鈴木式節食法的眞髓。雖然要花一點時間，方法卻很簡單。就如前章所述的一樣，了解水的可怕性以後，即使再忙碌也不可以忘掉這問題。

「自己的身體由自己來守護」，站在這觀點，要反省自己的飲食生活。這麼一來，一生都會健康，擁有美麗的肌膚，節食成功也不是問題。

談到處理食物時，有很多人會認爲是「用水洗」，就如我在前文提到過的，「用水洗並漂白」。不過實際上並非「漂白」，而是把素材中所含的水分「改變爲良質的水分」。

把食物「用火烤或日晒」，就是「脫水」。要「去除」肉中的血，就是要去除血液中所含的添加物。在此試介紹其方法。

各位可以從今天開始試試看。週休二日制的上班族，可以利用一天的假日來試一試這方法。每天處理食物的人，可以在早上準備晚上要用的食物，也可以在前一天晚上處理早上的食物。這麼一來，時間會很充裕。處理的素材可調配成一餐份，將其冷凍起來。只要在料理以前拿出來解凍即可。

Ⅱ　將食品中所含的胖水改變為瘦水的秘訣

處理方法　在（　）內是可食部分一〇〇公克中所含的水分量。用良質的水去除並漂白水分，使其變爲安心的食品，然後再調理。

改變肉類中的胖水的方法

片肉

（水分方面，牛肉大腿有油脂的肉是六九・一公克，豬肉大腿有油脂的肉是七〇・六公克）

①用菜刀仔細地切除油脂（片肉也一樣要切除油脂）。
②泡在水中約二個小時左右，去除其血、脂肪、添加物。

③一片一片地用水清洗，用指尖輕壓，清洗掉表面的油脂。

湯肉（水分與片肉等量）

①將塊肉放入鍋中，加入充分的水，在冰箱中浸泡一個晚上，去除血。
②用水一邊沖，一邊去除血，用手指搓洗。
③用乾毛巾包起來，用力把水擠壓出來。
④依照用途切塊，其餘的放入冰箱中保存。
（要作成絞肉時，可以把片肉細切再剁碎）

絞肉（市售品）（水分是牛肉絞肉五八・二公克，豬肉絞肉六一・六公克）

①在鍋中放入絞肉和充分的水，用強火加熱，並用筷子輕輕攪動。
②用木杓輕輕攪動，以使脂肪浮出。
③煮沸以後，改成中火煮十～二十分鐘，使絞肉中的脂肪和添加物溶出。

④爲了避免脂肪附著在肉的表面，要趁熱時及時撈起絞肉。

雞胸肉（水分爲七四·五公克）

①將雞胸肉放入鍋中，加入充分的水，然後放在冰箱中浸泡一個晚上。
②一個一個地用水沖洗，再把肉展開，鋪在乾毛巾上。
③再用一塊乾毛巾覆蓋於其上，輕輕拍打以去除水分（不要擰絞，以免破壞肉的外觀）。

帶有雞骨的雞腿肉（帶皮的水分爲六九·〇公克）

①充分泡水，泡四個小時以上，直到油脂浮起。
②仔細地去除黃色的脂肪（煮時油脂會溶出，再進行調理）。
③採取烤的方式時，要去皮，仔細去除皮下和肉之間的脂肪。
④用水沖洗，並用乾毛巾去除水分和脂肪。

雞腿肉（帶皮的雞腿水分是六九・〇公克）

①在鍋中加入充分的水分，浸泡至油脂浮出為止。通常要放在冰箱中浸泡一個晚上。

②更換鍋中的水，然後仔細去除皮、黃色脂肪與皮下和肉之間的脂肪。

③用手指去除肉表面的脂肪，並仔細地用水沖洗。

④用乾毛巾包起來，擦除水和表面的脂肪。

改變魚貝類、乾物、加工食品所含的水分的方法

蛤蜊（水分為八六・八公克）

①在鍋中放入三%的鹽水，再放入帶殼的蛤蜊，置於陰暗處浸泡一個晚上。為了

使蛤蜊充分吐沙，可以在其中放入鐵釘。夏天時可以置於冰箱中。

②用水沖洗，仔細去除表面的黏稠物質，再撈起瀝乾水分。如果只使用五～六粒的蛤蜊，可以帶殼使用。如果要用較多的蛤蜊，可以先煮過去殼，再把蛤蜊肉浸泡在水中五～六個小時。經過漂白處理再用。

烏賊（水分為八一·八公克）

①去除腸子，用水清洗，再剝皮，依照用途切成大小。

②在熱開水中加入少許鹽，再汆燙烏賊（熟了再切亦可）。

③泡在水中三～四個小時，再仔細調理。

鰛魚（水分是六四·六公克）

①切下胸鰭之前的頭部，再切開腹部，清除腸。

②用水充分清洗腹部，去除其中的腸和血水（如果要煮，可以在這步驟之後進行

調理）。

③如果要烤，則要浸泡在水中五～六個小時。

蝦子（青蝦的水分是八三·五公克，大蝦是七七·二公克）

①去除頭部、背部的腸和殼。如果是小蝦要浸泡一小時，而大蝦則浸泡二小時。

②汆燙時，發現變色便立刻撈起，浸泡在水中一～二個小時。

鰹魚（水分是七〇·四公克）

①鰹魚切成二半，把有魚皮的那一面置於烤網上，用強火烤至表面泛白，脂肪完全去除爲止。

②泡在水中三～四個小時（如果要當成生魚片或半生熟地攝取時）。

青花魚　（水分是六二・五公克）

①把青花魚切成三片，再仔細清洗。在盒子下面充分鋪上鹽，皮朝下，把魚肉攤開，再撒上鹽。經過四個小時以後，魚肉會變得結實。

②抓起魚尾，仔細地清洗。一邊沖洗一邊用手把鹽搓洗掉。

③浸泡在水中五～六個小時，去除鹽和血。

乾沙丁魚幼魚　（水分是四四・五公克）

①浸泡在鍋中，而且要不時地更換清水來清洗，浸泡在水中一個小時。

②攤於濾網上，以去除水分。

③用毛巾包起來，放入冰箱中。要吃時，用熱開水燙過再吃。

鱈魚（水分是八二・七公克）

①將鱈魚鋪在置有鹽的盒子裡，經過四～五小時以後，再用水沖洗。
②浸泡在水中一個晚上，去除血水和鹽分（如果要作成鹽漬鱈魚，可以浸泡在鹽水中一個晚上）。

鱈魚卵（水分是六四・七公克）

①放在烤網上烤乾，直到肉緊縮爲止，避免魚肉鬆散掉落。
②浸泡在水中一晚上。

小魚乾（水分是十六・五公克）

①摘去頭和內臟。
②仔細用水一條一條地沖洗魚腹，消除其腥味和苦味。

③泡在水中四～五小時，夏天時放在冰箱中。發現水中溶出不潔物質，將其撈起再倒掉浸泡的水。

④切成碎片，放入味噌湯中或用來煮。

乾物（乾竹筴魚的水分是六八・一公克，鰈魚為七四・七公克，鹹青花魚是五八・五公克，乾秋刀魚是六〇・〇公克）

①用水仔細清洗魚的二面，浸泡在水中四～五小時，去除鹽分和添加物。

②仔細沖洗以後，用毛巾擦乾水分。再依照自己的喜好，酌量調酒、砂糖、醬油，浸泡一個小時以上。

去除頭尾的乾鯡魚（水分是三七・〇公克）

①浸泡在水中一個晚上，去除脂肪與添加物。

②用水仔細清洗表面和浮出的脂肪，再用手搓洗，擦乾水分。

豆腐皮（水分是四四・〇公克）
加青菜絲的油豆腐（水分是六三・五公克）
炸豆腐（水分是七五・九公克）

①熱開水用強火煮沸，一旦浮出油，湯色改變時，再改用中火煮二十～三十分鐘（炸豆腐大約煮一小時）。如果要作豆腐皮壽司時，把豆腐皮切成一半，分開來煮。
②撈起豆腐皮，輕輕地壓，去除油和水。
③用水沖，要輕輕地洗，以免不小心戳破。要去除上面的油分。
④置於鍋中，用流動的水洗去油分。
⑤①～④的順序反覆進行八～十次，然後撈起，瀝乾水分。

蒟蒻（水分是九七・三公克）

①用水沖洗，然後依照用途切割，放到水中用強火煮二十分鐘。
②撈起，用水沖洗，再浸泡在水中一個小時。
③①～②反覆進行二次，再用水清洗。

蒟蒻粉條（水分是九六・五公克）

①切成一口大小，用水沖洗，放入水中約煮二十分鐘。
②撈起，沖洗以後，再浸泡在水中一個小時左右。
③①～②反覆進行二次，再用水清洗。

改變蔬菜、蕈類中所含的胖水的方法

南瓜（水分是八八·九公克）

①南瓜沖洗乾淨以後，切成一口大小，再用熱水汆燙撈起。如果是要當作蛋糕用，可將其煮軟。

②置於鍋中，浸泡在水中四~五個小時。沖洗一次，再煮一次。

高麗菜（水分是九二·四公克）
萵　苣（水分是九五·七公克）
沙拉菜（水分是九五·四公克）

①仔細地一片一片沖洗菜葉，再依用途切成大小，或用手撕開。

②浸泡在水中五~六個小時。

小黃瓜　（水分是九六・二公克）

①仔細清洗以後，依照用途切成大小。
②浸泡在水中五～六個小時。

牛蒡　（水分是七八・六公克）

①仔細清洗表面，去除表皮，依用途切成大小，浸泡在水中四～五小時。
②在水中加入少量醋，浸泡約三小時，再用水沖洗掉醋。

豌豆莢　（水分是八九・八公克）

①稍微摘除二端，一邊用水沖洗，一邊搓去表面的污垢。
②汆燙以後，快速撈起，浸泡在冷水中二小時。

馬鈴薯（水分是七九·五公克）

①用水沖掉表面的泥，用鬃刷仔細刷洗。去除芽和綠色的皮，帶皮浸泡在水中四小時。

②刨去厚皮，浸泡在水中直至水變色，約漂白二個小時。

薑（水分是九一·一公克）

①削皮，仔細沖洗掉污垢，一定要削得厚一點。

②切成適當大小，浸泡在水中四～五小時。

白蘿蔔（水分是九四·五公克）

①用水沖洗掉表面的污垢，皮削厚一點，圓切成二～三公分的厚度。

②浸泡在水中五～六小時。

洋蔥（水分是九〇・四公克）

①去皮，用水沖洗，用鬃刷洗除污垢。

②前後約切除一公分，然後剝皮，去除受到損傷的部分。再縱切，浸泡在水中四小時。

③依照用途薄切，馬上浸泡在水中一個小時以上，然後再瀝乾水分。

大蔥（水分是九一・六公克）

①用水沖洗，尤其要仔細洗去有污泥的部分。

②依照用途切成大小，浸泡在水中五～六個小時。

茄子（水分是九四・一公克）
青椒（水分是九三・五公克）

①一邊沖水一邊用鬃刷刷洗，再切除茄蒂，青椒則去籽。
②依照用途切成大小，浸泡在水中四～五小時。

紅蘿蔔（水分是九〇・四公克）

①用水清洗以後，厚厚地削去皮，再縱切成二塊，浸泡在水中五～六小時。
②依照用途薄切或細切，泡在水中二個小時。
③汆燙撈起，置於鍋中用流水沖洗約三十分鐘，可以去除紅蘿蔔特有的味道。

菠　菜（水分是九〇·四公克）
青梗菜（水分是九五·二公克）
韮　菜（水分是九三·一公克）

①仔細清洗，並洗去根部的泥。
②在煮沸的熱水中加入一小匙的砂糖，由根部放入汆燙。
③快速撈起放入冷水中，用流水浸泡五～六小時。
④根部含有大量農藥，所以要切除根部約一公分再調理。

煮過的竹筍（水分是八八·二公克）

①一邊用流水沖洗，一邊把手指介入節中沖洗。
②依照用途切成大小，浸泡在水中五～六小時。

金針菇（水分是八九·七公克）

①由根部切除三～四公分，置於簍子中沖洗再瀝乾。
②置於鍋中浸泡五～六小時，然後瀝乾水分。

生香菇（水分是香信九一·一公克、鈍甲七〇·〇公克）
乾香菇（水分是一〇·三公克）

①去蒂，用水把香菇傘的內外清洗乾淨。
②浸泡在水中五～六小時，生香菇處理至此即可。乾香菇要輕輕擰乾，再換水浸泡三～四小時，最後把浸泡的水倒掉。

改變米、乾物、海藻類中所含的胖水的方法

米（精白米的水分為十五・五公克）

①將米置於鍋中，放入充分的水（自來水亦可），快速攪拌再倒掉水。

②用力搓揉，以去除米表面的米糠，再用水清洗。反覆進行直到水清澈為止（大約十五次），然後再浸泡四十～六十分鐘，使米充分吸水。

③倒掉浸泡的水，再用良水（淨水器的水）清洗十次。

④內鍋中加入水，注入新水，以一般的方式煮飯。

⑤煮好以後再蒸十五分鐘。因為保溫會喪失味道，所以要把內鍋拿出來，充分攪拌飯。再用乾毛巾吸乾多餘的蒸氣。如果有飯桶，可以移入飯桶中。

⑥將煮好的飯一一包成一餐的分量，一一包起再放入冷凍庫冷藏。要吃時再放入微波爐溫熱。

乾燥豆（紅豆的水分是十五・五公克，大豆是十二・五公克）

①用水清洗，去除污垢，再用三倍的水浸泡一個晚上，這時豆子會漲二・五～三

倍大，使其充分泡開。

②去除水分，並用水沖洗。

③放入水中用強火煮，煮開以前撈起，捨棄熱水。然後再用流水沖泡十五～二十分鐘。

④②～③的順序反覆進行五次。

乾的羊栖菜 （水分是十三·六公克）

①清洗以去除污垢。

②反覆清洗，直到水清澈爲止，再撈起。瀝乾水分，浸泡在水中一個小時，讓羊栖菜泡開四～五倍。

③放入水中煮，煮開以前倒掉湯汁，用水來沖洗。

④③反覆進行二～三次。

鹽醃的海帶（水分是五二・六公克）

①在流水之下搓揉、沖洗，去除鹽分和污垢。

②攤開海帶，放入鍋中，在鍋中加入水，平均地去除鹽分。然後絞乾海帶的水分，切成適當的大小。

後序

基本上，我的想法是學習先人的生活方式。我一直在思考過去的人是怎樣生活。以前的人沒有學問，知識貧乏，而應用各種生活智慧來生活，這種強韌的精神與生活方式，引發了我的想法。

包括這本有關「水」的書在內，在我所寫的二十二本書裡，都提到食物中所含的危險物質，我的目的不是在指出現代食物的可怕性，而是要如何面對現象，克服這種可怕性。那麼，應該怎麼做呢？就像前人一樣，要靠自己的智慧與力量來守護自己。

爲了維持生命，必須要吃，否則便無法生存。因此，我才寫下這本「水的書」。我們在不知不覺中，攝取了大量的水分。以水爲媒介，會使食物中所含的水，如農藥、化學藥劑、荷爾蒙劑、抗生素，以及滲入大地的除草劑，都進入人類的體內。

持續攝取含有這些水的物質，會因爲物質的囤積而危害人體的健康，引起荷爾蒙失調、異位性皮膚炎、糖尿病、肥胖、成人病等疾病。

我認爲我們應該要面對現實，不要像以前的人一樣，而要在攝取這些食物以前，先改變食物中所含的水。

我想出了改變水的料理法，自己也這樣調理。我並沒有出現營養失調的現象，因此，我把這些知識教給學生。他們也能夠健康而美麗地瘦下來。我就是採用了這料理法而漸漸地瘦下來。

很多人在吃過這種料理方式以後，都認同這料理的成果。而且還說：

「我吃我自己的料理沒有任何改變，可是以老師的方式來料理，卻變得漂亮多了。連異位性皮膚炎也改善了，爲什麼呢？」

從許多改善的案例中，我確信自己的想法是對的。

許多異位性皮膚炎患者利用我的料理法，而靠自己的力量逐漸痊癒。許多糖尿病患者也漸漸重拾健康。肥胖的人也有因而減去四十公斤、三十公斤、三公斤、六公斤的人。

不只是如此，甚至連月經失調、便秘、手腳冰冷症都治癒。二十餘年來罹患不孕症的人，也安然地生下健康寶寶。這些人靠正確的方法以自己的力量消除了煩惱。如果無法靠自己的力量，疾病就無法痊癒。

拒食或暴食（過食）也必須靠自己的力量來醫治。治療的關鍵是我們體內的「另一自我在工作」（詳細的說明請參見『鈴木式的極意』〈祥傳社〉）。

要治療手腳冰冷症，只靠瞑想也無法治癒。這時必須要倚靠生命的神奇力量（參見『自然幸福地節食　鈴木園子的護身符的力量』〈海龍社〉），這守護力量存在於「食」中，只要正確地「食」，任何人都能擁有護身符的力量與生命力。不過這種生命是不分晝夜，一生都在運作的。

現在即將步入廿一世紀，面對新時代，每個人都要健康開朗地生活，更要考慮到「食物中的水」。希望各位能夠多下工夫，靠自己的手取得安心的水。

除了本書以外，我還製作了「水」的錄影帶，這正是所謂的百聞不如一見。相信有助於加強對於「吃的水」的觀念。

大展出版社有限公司	圖書目錄
地址：台北市北投區11204 致遠一路二段12巷1號 郵撥： 0166955～1	電話：(02) 8236031 8236033 傳眞：(02) 8272069

・法律專欄連載・電腦編號 58

台大法學院 法律學系／策劃
法律服務社／編著

①別讓您的權利睡著了[1]	200元
②別讓您的權利睡著了[2]	200元

・秘傳占卜系列・電腦編號 14

①手相術	淺野八郎著	150元
②人相術	淺野八郎著	150元
③西洋占星術	淺野八郎著	150元
④中國神奇占卜	淺野八郎著	150元
⑤夢判斷	淺野八郎著	150元
⑥前世、來世占卜	淺野八郎著	150元
⑦法國式血型學	淺野八郎著	150元
⑧靈感、符咒學	淺野八郎著	150元
⑨紙牌占卜學	淺野八郎著	150元
⑩ＥＳＰ超能力占卜	淺野八郎著	150元
⑪猶太數的秘術	淺野八郎著	150元
⑫新心理測驗	淺野八郎著	160元
⑬塔羅牌預言秘法	淺野八郎著	200元

・趣味心理講座・電腦編號 15

①性格測驗１	探索男與女	淺野八郎著	140元
②性格測驗２	透視人心奧秘	淺野八郎著	140元
③性格測驗３	發現陌生的自己	淺野八郎著	140元
④性格測驗４	發現你的真面目	淺野八郎著	140元
⑤性格測驗５	讓你們吃驚	淺野八郎著	140元
⑥性格測驗６	洞穿心理盲點	淺野八郎著	140元
⑦性格測驗７	探索對方心理	淺野八郎著	140元
⑧性格測驗８	由吃認識自己	淺野八郎著	160元

⑨性格測驗9　戀愛知多少　淺野八郎著　160元
⑩性格測驗10　由裝扮瞭解人心　淺野八郎著　160元
⑪性格測驗11　敲開內心玄機　淺野八郎著　140元
⑫性格測驗12　透視你的未來　淺野八郎著　160元
⑬血型與你的一生　淺野八郎著　160元
⑭趣味推理遊戲　淺野八郎著　160元
⑮行爲語言解析　淺野八郎著　160元

・婦 幼 天 地・電腦編號16

①八萬人減肥成果　黃靜香譯　180元
②三分鐘減肥體操　楊鴻儒譯　150元
③窈窕淑女美髮秘訣　柯素娥譯　130元
④使妳更迷人　成　玉譯　130元
⑤女性的更年期　官舒妍編譯　160元
⑥胎內育兒法　李玉瓊編譯　150元
⑦早產兒袋鼠式護理　唐岱蘭譯　200元
⑧初次懷孕與生產　婦幼天地編譯組　180元
⑨初次育兒12個月　婦幼天地編譯組　180元
⑩斷乳食與幼兒食　婦幼天地編譯組　180元
⑪培養幼兒能力與性向　婦幼天地編譯組　180元
⑫培養幼兒創造力的玩具與遊戲　婦幼天地編譯組　180元
⑬幼兒的症狀與疾病　婦幼天地編譯組　180元
⑭腿部苗條健美法　婦幼天地編譯組　180元
⑮女性腰痛別忽視　婦幼天地編譯組　150元
⑯舒展身心體操術　李玉瓊編譯　130元
⑰三分鐘臉部體操　趙薇妮著　160元
⑱生動的笑容表情術　趙薇妮著　160元
⑲心曠神怡減肥法　川津祐介著　130元
⑳內衣使妳更美麗　陳玄茹譯　130元
㉑瑜伽美姿美容　黃靜香編著　180元
㉒高雅女性裝扮學　陳珮玲譯　180元
㉓蠶糞肌膚美顏法　坂梨秀子著　160元
㉔認識妳的身體　李玉瓊譯　160元
㉕產後恢復苗條體態　居理安・芙萊喬著　200元
㉖正確護髮美容法　山崎伊久江著　180元
㉗安琪拉美姿養生學　安琪拉蘭斯博瑞著　180元
㉘女體性醫學剖析　增田豐著　220元
㉙懷孕與生產剖析　岡部綾子著　180元
㉚斷奶後的健康育兒　東城百合子著　220元
㉛引出孩子幹勁的責罵藝術　多湖輝著　170元

㉜培養孩子獨立的藝術　多湖輝著　170元
㉝子宮肌瘤與卵巢囊腫　陳秀琳編著　180元
㉞下半身減肥法　納他夏・史達賓著　180元
㉟女性自然美容法　吳雅菁編著　180元
㊱再也不發胖　池園悅太郎著　170元
㊲生男生女控制術　中垣勝裕著　220元
㊳使妳的肌膚更亮麗　楊　皓編著　170元
㊴臉部輪廓變美　芝崎義夫著　180元
㊵斑點、皺紋自己治療　高須克彌著　180元
㊶面皰自己治療　伊藤雄康著　180元
㊷隨心所欲瘦身冥想法　原久子著　180元
㊸胎兒革命　鈴木丈織著　180元
㊹NS磁氣平衡法塑造窈窕奇蹟　古屋和江著　180元
㊺享瘦從腳開始　山田陽子著　180元
㊻小改變瘦4公斤　宮本裕子著　180元

・青春天地・電腦編號17

①A血型與星座　柯素娥編譯　160元
②B血型與星座　柯素娥編譯　160元
③O血型與星座　柯素娥編譯　160元
④AB血型與星座　柯素娥編譯　120元
⑤青春期性教室　呂貴嵐編譯　130元
⑥事半功倍讀書法　王毅希編譯　150元
⑦難解數學破題　宋釗宜編譯　130元
⑧速算解題技巧　宋釗宜編譯　130元
⑨小論文寫作秘訣　林顯茂編譯　120元
⑪中學生野外遊戲　熊谷康編著　120元
⑫恐怖極短篇　柯素娥編譯　130元
⑬恐怖夜話　小毛驢編譯　130元
⑭恐怖幽默短篇　小毛驢編譯　120元
⑮黑色幽默短篇　小毛驢編譯　120元
⑯靈異怪談　小毛驢編譯　130元
⑰錯覺遊戲　小毛驢編譯　130元
⑱整人遊戲　小毛驢編著　150元
⑲有趣的超常識　柯素娥編譯　130元
⑳哦！原來如此　林慶旺編譯　130元
㉑趣味競賽100種　劉名揚編譯　120元
㉒數學謎題入門　宋釗宜編譯　150元
㉓數學謎題解析　宋釗宜編譯　150元
㉔透視男女心理　林慶旺編譯　120元

㉕少女情懷的自白　李桂蘭編譯　120元
㉖由兄弟姊妹看命運　李玉瓊編譯　130元
㉗趣味的科學魔術　林慶旺編譯　150元
㉘趣味的心理實驗室　李燕玲編譯　150元
㉙愛與性心理測驗　小毛驢編譯　130元
㉚刑案推理解謎　小毛驢編譯　130元
㉛偵探常識推理　小毛驢編譯　130元
㉜偵探常識解謎　小毛驢編譯　130元
㉝偵探推理遊戲　小毛驢編譯　130元
㉞趣味的超魔術　廖玉山編著　150元
㉟趣味的珍奇發明　柯素娥編著　150元
㊱登山用具與技巧　陳瑞菊編著　150元

•健康天地• 電腦編號18

①壓力的預防與治療　柯素娥編譯　130元
②超科學氣的魔力　柯素娥編譯　130元
③尿療法治病的神奇　中尾良一著　130元
④鐵證如山的尿療法奇蹟　廖玉山譯　120元
⑤一日斷食健康法　葉慈容編譯　150元
⑥胃部強健法　陳炳崑譯　120元
⑦癌症早期檢查法　廖松濤譯　160元
⑧老人痴呆症防止法　柯素娥編譯　130元
⑨松葉汁健康飲料　陳麗芬編譯　130元
⑩揉肚臍健康法　永井秋夫著　150元
⑪過勞死、猝死的預防　卓秀貞編譯　130元
⑫高血壓治療與飲食　藤山順豐著　150元
⑬老人看護指南　柯素娥編譯　150元
⑭美容外科淺談　楊啟宏著　150元
⑮美容外科新境界　楊啟宏著　150元
⑯鹽是天然的醫生　西英司郎著　140元
⑰年輕十歲不是夢　梁瑞麟譯　200元
⑱茶料理治百病　桑野和民著　180元
⑲綠茶治病寶典　桑野和民著　150元
⑳杜仲茶養顏減肥法　西田博著　150元
㉑蜂膠驚人療效　瀨長良三郎著　180元
㉒蜂膠治百病　瀨長良三郎著　180元
㉓醫藥與生活　鄭炳全著　180元
㉔鈣長生寶典　落合敏著　180元
㉕大蒜長生寶典　木下繁太郎著　160元
㉖居家自我健康檢查　石川恭三著　160元

㉗永恒的健康人生　李秀鈴譯　200元
㉘大豆卵磷脂長生寶典　劉雪卿譯　150元
㉙芳香療法　梁艾琳譯　160元
㉚醋長生寶典　柯素娥譯　180元
㉛從星座透視健康　席拉・吉蒂斯著　180元
㉜愉悅自在保健學　野本二士夫著　160元
㉝裸睡健康法　丸山淳士等著　160元
㉞糖尿病預防與治療　藤田順豐著　180元
㉟維他命長生寶典　菅原明子著　180元
㊱維他命C新效果　鐘文訓編　150元
㊲手、腳病理按摩　堤芳朗著　160元
㊳AIDS瞭解與預防　彼得塔歇爾著　180元
㊴甲殼質殼聚糖健康法　沈永嘉譯　160元
㊵神經痛預防與治療　木下眞男著　160元
㊶室內身體鍛鍊法　陳炳崑編著　160元
㊷吃出健康藥膳　劉大器編著　180元
㊸自我指壓術　蘇燕謀編著　160元
㊹紅蘿蔔汁斷食療法　李玉瓊編著　150元
㊺洗心術健康秘法　竺翠萍編譯　170元
㊻枇杷葉健康療法　柯素娥編譯　180元
㊼抗衰血癒　楊啟宏著　180元
㊽與癌搏鬥記　逸見政孝著　180元
㊾冬蟲夏草長生寶典　高橋義博著　170元
㊿痔瘡・大腸疾病先端療法　宮島伸宜著　180元
51膠布治癒頑固慢性病　加瀨建造著　180元
52芝麻神奇健康法　小林貞作著　170元
53香煙能防止癡呆？　高田明和著　180元
54穀菜食治癌療法　佐藤成志著　180元
55貼藥健康法　松原英多著　180元
56克服癌症調和道呼吸法　帶津良一著　180元
57Ｂ型肝炎預防與治療　野村喜重郎著　180元
58青春永駐養生導引術　早島正雄著　180元
59改變呼吸法創造健康　原久子著　180元
60荷爾蒙平衡養生秘訣　出村博著　180元
61水美肌健康法　井戶勝富著　170元
62認識食物掌握健康　廖梅珠編著　170元
63痛風劇痛消除法　鈴木吉彥著　180元
64酸莖菌驚人療效　上田明彥著　180元
65大豆卵磷脂治現代病　神津健一著　200元
66時辰療法——危險時刻凌晨4時　呂建強等著　180元
67自然治癒力提升法　帶津良一著　180元

⑱巧妙的氣保健法	藤平墨子著	180元
⑲治癒C型肝炎	熊田博光著	180元
⑳肝臟病預防與治療	劉名揚編著	180元
㉑腰痛平衡療法	荒井政信著	180元
㉒根治多汗症、狐臭	稻葉益巳著	220元
㉓40歲以後的骨質疏鬆症	沈永嘉譯	180元
㉔認識中藥	松下一成著	180元
㉕認識氣的科學	佐佐木茂美著	180元
㉖我戰勝了癌症	安田伸著	180元
㉗斑點是身心的危險信號	中野進著	180元
㉘艾波拉病毒大震撼	玉川重德著	180元
㉙重新還我黑髮	桑名隆一郎著	180元
㉚身體節律與健康	林博史著	180元
㉛生薑治萬病	石原結實著	180元
㉜靈芝治百病	陳瑞東著	180元
㉝木炭驚人的威力	大槻彰著	200元
㉞認識活性氧	井土貴司著	180元
㉟深海鮫治百病	廖玉山編著	180元
㊱神奇的蜂王乳	井上丹治著	180元

•實用女性學講座• 電腦編號 19

①解讀女性內心世界	島田一男著	150元
②塑造成熟的女性	島田一男著	150元
③女性整體裝扮學	黃靜香編著	180元
④女性應對禮儀	黃靜香編著	180元
⑤女性婚前必修	小野十傳著	200元
⑥徹底瞭解女人	田口二州著	180元
⑦拆穿女性謊言88招	島田一男著	200元
⑧解讀女人心	島田一男著	200元
⑨俘獲女性絕招	志賀貢著	200元

•校 園 系 列• 電腦編號 20

①讀書集中術	多湖輝著	150元
②應考的訣竅	多湖輝著	150元
③輕鬆讀書贏得聯考	多湖輝著	150元
④讀書記憶秘訣	多湖輝著	150元
⑤視力恢復！超速讀術	江錦雲譯	180元
⑥讀書36計	黃柏松編著	180元
⑦驚人的速讀術	鐘文訓編著	170元

⑧學生課業輔導良方	多湖輝著	180元
⑨超速讀超記憶法	廖松濤編著	180元
⑩速算解題技巧	宋釗宜編著	200元
⑪看圖學英文	陳炳崑編著	200元

・實用心理學講座・電腦編號 21

①拆穿欺騙伎倆	多湖輝著	140元
②創造好構想	多湖輝著	140元
③面對面心理術	多湖輝著	160元
④偽裝心理術	多湖輝著	140元
⑤透視人性弱點	多湖輝著	140元
⑥自我表現術	多湖輝著	180元
⑦不可思議的人性心理	多湖輝著	180元
⑧催眠術入門	多湖輝著	150元
⑨責罵部屬的藝術	多湖輝著	150元
⑩精神力	多湖輝著	150元
⑪厚黑說服術	多湖輝著	150元
⑫集中力	多湖輝著	150元
⑬構想力	多湖輝著	150元
⑭深層心理術	多湖輝著	160元
⑮深層語言術	多湖輝著	160元
⑯深層說服術	多湖輝著	180元
⑰掌握潛在心理	多湖輝著	160元
⑱洞悉心理陷阱	多湖輝著	180元
⑲解讀金錢心理	多湖輝著	180元
⑳拆穿語言圈套	多湖輝著	180元
㉑語言的內心玄機	多湖輝著	180元
㉒積極力	多湖輝著	180元

・超現實心理講座・電腦編號 22

①超意識覺醒法	詹蔚芬編譯	130元
②護摩秘法與人生	劉名揚編譯	130元
③秘法！超級仙術入門	陸　明譯	150元
④給地球人的訊息	柯素娥編著	150元
⑤密教的神通力	劉名揚編著	130元
⑥神秘奇妙的世界	平川陽一著	180元
⑦地球文明的超革命	吳秋嬌譯	200元
⑧力量石的秘密	吳秋嬌譯	180元
⑨超能力的靈異世界	馬小莉譯	200元

⑩逃離地球毀滅的命運	吳秋嬌譯	200元
⑪宇宙與地球終結之謎	南山宏著	200元
⑫驚世奇功揭秘	傅起鳳著	200元
⑬啟發身心潛力心象訓練法	栗田昌裕著	180元
⑭仙道術遁甲法	高藤聰一郎著	220元
⑮神通力的秘密	中岡俊哉著	180元
⑯仙人成仙術	高藤聰一郎著	200元
⑰仙道符咒氣功法	高藤聰一郎著	220元
⑱仙道風水術尋龍法	高藤聰一郎著	200元
⑲仙道奇蹟超幻像	高藤聰一郎著	200元
⑳仙道鍊金術房中法	高藤聰一郎著	200元
㉑奇蹟超醫療治癒難病	深野一幸著	220元
㉒揭開月球的神秘力量	超科學研究會	180元
㉓西藏密教奧義	高藤聰一郎著	250元
㉔改變你的夢術入門	高藤聰一郎著	250元

・養 生 保 健・電腦編號 23

①醫療養生氣功	黃孝寬著	250元
②中國氣功圖譜	余功保著	230元
③少林醫療氣功精粹	井玉蘭著	250元
④龍形實用氣功	吳大才等著	220元
⑤魚戲增視強身氣功	宮　嬰著	220元
⑥嚴新氣功	前新培金著	250元
⑦道家玄牝氣功	張　章著	200元
⑧仙家秘傳袪病功	李遠國著	160元
⑨少林十大健身功	秦慶豐著	180元
⑩中國自控氣功	張明武著	250元
⑪醫療防癌氣功	黃孝寬著	250元
⑫醫療強身氣功	黃孝寬著	250元
⑬醫療點穴氣功	黃孝寬著	250元
⑭中國八卦如意功	趙維漢著	180元
⑮正宗馬禮堂養氣功	馬禮堂著	420元
⑯秘傳道家筋經內丹功	王慶餘著	280元
⑰三元開慧功	辛桂林著	250元
⑱防癌治癌新氣功	郭　林著	180元
⑲禪定與佛家氣功修煉	劉天君著	200元
⑳顛倒之術	梅自強著	360元
㉑簡明氣功辭典	吳家駿編	360元
㉒八卦三合功	張全亮著	230元
㉓朱砂掌健身養生功	楊　永著	250元

㉔抗老功	陳九鶴著	230元

・社會人智囊・電腦編號24

①糾紛談判術	清水增三著	160元
②創造關鍵術	淺野八郎著	150元
③觀人術	淺野八郎著	180元
④應急詭辯術	廖英迪編著	160元
⑤天才家學習術	木原武一著	160元
⑥猫型狗式鑑人術	淺野八郎著	180元
⑦逆轉運掌握術	淺野八郎著	180元
⑧人際圓融術	澀谷昌三著	160元
⑨解讀人心術	淺野八郎著	180元
⑩與上司水乳交融術	秋元隆司著	180元
⑪男女心態定律	小田晉著	180元
⑫幽默說話術	林振輝編著	200元
⑬人能信賴幾分	淺野八郎著	180元
⑭我一定能成功	李玉瓊譯	180元
⑮獻給青年的嘉言	陳蒼杰譯	180元
⑯知人、知面、知其心	林振輝編著	180元
⑰塑造堅強的個性	坂上肇著	180元
⑱爲自己而活	佐藤綾子著	180元
⑲未來十年與愉快生活有約	船井幸雄著	180元
⑳超級銷售話術	杜秀卿譯	180元
㉑感性培育術	黃靜香編著	180元
㉒公司新鮮人的禮儀規範	蔡媛惠譯	180元
㉓傑出職員鍛鍊術	佐佐木正著	180元
㉔面談獲勝戰略	李芳黛譯	180元
㉕金玉良言撼人心	森純大著	180元
㉖男女幽默趣典	劉華亭編著	180元
㉗機智說話術	劉華亭編著	180元
㉘心理諮商室	柯素娥譯	180元
㉙如何在公司崢嶸頭角	佐佐木正著	180元
㉚機智應對術	李玉瓊編著	200元
㉛克服低潮良方	坂野雄二著	180元
㉜智慧型說話技巧	沈永嘉編著	180元
㉝記憶力、集中力增進術	廖松濤編著	180元
㉞女職員培育術	林慶旺編著	180元
㉟自我介紹與社交禮儀	柯素娥編著	180元
㊱積極生活創幸福	田中真澄著	180元
㊲妙點子超構想	多湖輝著	180元

・精選系列・電腦編號25

①毛澤東與鄧小平	渡邊利夫等著	280元
②中國大崩裂	江戶介雄著	180元
③台灣・亞洲奇蹟	上村幸治著	220元
④7-ELEVEN高盈收策略	國友隆一著	180元
⑤台灣獨立（新・中國日本戰爭一）	森　詠著	200元
⑥迷失中國的末路	江戶雄介著	220元
⑦2000年5月全世界毀滅	紫藤甲子男著	180元
⑧失去鄧小平的中國	小島朋之著	220元
⑨世界史爭議性異人傳	桐生操著	200元
⑩淨化心靈享人生	松濤弘道著	220元
⑪人生心情診斷	賴藤和寬著	220元
⑫中美大決戰	檜山艮昭著	220元
⑬黃昏帝國美國	莊雯琳譯	220元
⑭兩岸衝突（新・中國日本戰爭二）	森　詠著	220元
⑮封鎖台灣（新・中國日本戰爭三）	森　詠著	220元
⑯中國分裂（新・中國日本戰爭四）	森　詠著	220元

・運動遊戲・電腦編號26

①雙人運動	李玉瓊譯	160元
②愉快的跳繩運動	廖玉山譯	180元
③運動會項目精選	王佑京譯	150元
④肋木運動	廖玉山譯	150元
⑤測力運動	王佑宗譯	150元

・休閒娛樂・電腦編號27

①海水魚飼養法	田中智浩著	300元
②金魚飼養法	曾雪玫譯	250元
③熱門海水魚	毛利匡明著	480元
④愛犬的教養與訓練	池田好雄著	250元
⑤狗教養與疾病	杉浦哲著	220元
⑥小動物養育技巧	三上昇著	300元

・銀髮族智慧學・電腦編號28

①銀髮六十樂逍遙	多湖輝著	170元
②人生六十反年輕	多湖輝著	170元

③六十歲的決斷　多湖輝著　170元
④銀髮族健身指南　孫瑞台編著　250元

・飲 食 保 健・電腦編號 29

①自己製作健康茶　大海淳著　220元
②好吃、具藥效茶料理　德永睦子著　220元
③改善慢性病健康藥草茶　吳秋嬌譯　200元
④藥酒與健康果菜汁　成玉編著　250元
⑤家庭保健養生湯　馬汴梁編著　220元
⑥降低膽固醇的飲食　早川和志著　200元
⑦女性癌症的飲食　女子營養大學　280元
⑧痛風者的飲食　女子營養大學　280元
⑨貧血者的飲食　女子營養大學　280元
⑩高脂血症者的飲食　女子營養大學　280元

・家庭醫學保健・電腦編號 30

①女性醫學大全　雨森良彥著　380元
②初爲人父育兒寶典　小瀧周曹著　220元
③性活力強健法　相建華著　220元
④30歲以上的懷孕與生產　李芳黛編著　220元
⑤舒適的女性更年期　野末悅子著　200元
⑥夫妻前戲的技巧　笠井寬司著　200元
⑦病理足穴按摩　金慧明著　220元
⑧爸爸的更年期　河野孝旺著　200元
⑨橡皮帶健康法　山田晶著　180元
⑩33天健美減肥　相建華等著　180元
⑪男性健美入門　孫玉祿編著　180元
⑫強化肝臟秘訣　主婦の友社編　200元
⑬了解藥物副作用　張果馨譯　200元
⑭女性醫學小百科　松山榮吉著　200元
⑮左轉健康法　龜田修等著　200元
⑯實用天然藥物　鄭炳全編著　260元
⑰神秘無痛平衡療法　林宗駛著　180元
⑱膝蓋健康法　張果馨譯　180元
⑲針灸治百病　葛書翰著　250元
⑳異位性皮膚炎治癒法　吳秋嬌譯　220元
㉑禿髮白髮預防與治療　陳炳崑編著　180元
㉒埃及皇宮菜健康法　飯森薰著　200元
㉓肝臟病安心治療　上野幸久著　220元

㉔耳穴治百病	陳抗美等著	250元
㉕高效果指壓法	五十嵐康彥著	200元
㉖痩水、胖水	鈴木園子著	200元
㉗手針新療法	朱振華著	200元
㉘香港腳預防與治療	劉小惠譯	200元
㉙智慧飲食吃出健康	柯富陽編著	200元
㉚牙齒保健法	廖玉山編著	200元

•超經營新智慧• 電腦編號 31

①躍動的國家越南	林雅倩譯	250元
②甦醒的小龍菲律賓	林雅倩譯	220元

•心 靈 雅 集• 電腦編號 00

①禪言佛語看人生	松濤弘道著	180元
②禪密教的奧秘	葉逯謙譯	120元
③觀音大法力	田口日勝著	120元
④觀音法力的大功德	田口日勝著	120元
⑤達摩禪106智慧	劉華亭編譯	220元
⑥有趣的佛教研究	葉逯謙編譯	170元
⑦夢的開運法	蕭京凌譯	130元
⑧禪學智慧	柯素娥編譯	130元
⑨女性佛教入門	許俐萍譯	110元
⑩佛像小百科	心靈雅集編譯組	130元
⑪佛教小百科趣談	心靈雅集編譯組	120元
⑫佛教小百科漫談	心靈雅集編譯組	150元
⑬佛教知識小百科	心靈雅集編譯組	150元
⑭佛學名言智慧	松濤弘道著	220元
⑮釋迦名言智慧	松濤弘道著	220元
⑯活人禪	平田精耕著	120元
⑰坐禪入門	柯素娥編譯	150元
⑱現代禪悟	柯素娥編譯	130元
⑲道元禪師語錄	心靈雅集編譯組	130元
⑳佛學經典指南	心靈雅集編譯組	130元
㉑何謂「生」　阿含經	心靈雅集編譯組	150元
㉒一切皆空　般若心經	心靈雅集編譯組	150元
㉓超越迷惘　法句經	心靈雅集編譯組	180元
㉔開拓宇宙觀　華嚴經	心靈雅集編譯組	180元
㉕真實之道　法華經	心靈雅集編譯組	130元
㉖自由自在　涅槃經	心靈雅集編譯組	130元

㉗沈默的教示　維摩經	心靈雅集編譯組	150元
㉘開通心眼　佛語佛戒	心靈雅集編譯組	130元
㉙揭秘寶庫　密教經典	心靈雅集編譯組	180元
㉚坐禪與養生	廖松濤譯	110元
㉛釋尊十戒	柯素娥編譯	120元
㉜佛法與神通	劉欣如編著	120元
㉝悟（正法眼藏的世界）	柯素娥編譯	120元
㉞只管打坐	劉欣如編著	120元
㉟喬答摩・佛陀傳	劉欣如編著	120元
㊱唐玄奘留學記	劉欣如編著	120元
㊲佛教的人生觀	劉欣如編譯	110元
㊳無門關（上卷）	心靈雅集編譯組	150元
㊴無門關（下卷）	心靈雅集編譯組	150元
㊵業的思想	劉欣如編著	130元
㊶佛法難學嗎	劉欣如著	140元
㊷佛法實用嗎	劉欣如著	140元
㊸佛法殊勝嗎	劉欣如著	140元
㊹因果報應法則	李常傳編	180元
㊺佛教醫學的奧秘	劉欣如編著	150元
㊻紅塵絕唱	海　若著	130元
㊼佛教生活風情	洪丕謨、姜玉珍著	220元
㊽行住坐臥有佛法	劉欣如著	160元
㊾起心動念是佛法	劉欣如著	160元
㊿四字禪語	曹洞宗青年會	200元
51妙法蓮華經	劉欣如編著	160元
52根本佛教與大乘佛教	葉作森編	180元
53大乘佛經	定方晟著	180元
54須彌山與極樂世界	定方晟著	180元
55阿闍世的悟道	定方晟著	180元
56金剛經的生活智慧	劉欣如著	180元

・經　營　管　理・電腦編號 01

◎創新經營六十六大計（精）	蔡弘文編	780元
①如何獲取生意情報	蘇燕謀譯	110元
②經濟常識問答	蘇燕謀譯	130元
④台灣商戰風雲錄	陳中雄著	120元
⑤推銷大王秘錄	原一平著	180元
⑥新創意・賺大錢	王家成譯	90元
⑦工廠管理新手法	琪　輝著	120元
⑨經營參謀	柯順隆譯	120元

⑩美國實業24小時	柯順隆譯	80元
⑪撼動人心的推銷法	原一平著	150元
⑫高竿經營法	蔡弘文編	120元
⑬如何掌握顧客	柯順隆譯	150元
⑰一流的管理	蔡弘文編	150元
⑱外國人看中韓經濟	劉華亭譯	150元
⑳突破商場人際學	林振輝編著	90元
㉒如何使女人打開錢包	林振輝編著	100元
㉔小公司經營策略	王嘉誠著	160元
㉕成功的會議技巧	鐘文訓編譯	100元
㉖新時代老闆學	黃柏松編著	100元
㉗如何創造商場智囊團	林振輝編譯	150元
㉘十分鐘推銷術	林振輝編譯	180元
㉙五分鐘育才	黃柏松編譯	100元
㉝自我經濟學	廖松濤編譯	100元
㉞一流的經營	陶田生編著	120元
㉟女性職員管理術	王昭國編譯	120元
㊱ＩＢＭ的人事管理	鐘文訓編譯	150元
㊲現代電腦常識	王昭國編譯	150元
㊳電腦管理的危機	鐘文訓編譯	120元
㊴如何發揮廣告效果	王昭國編譯	150元
㊵最新管理技巧	王昭國編譯	150元
㊶一流推銷術	廖松濤編譯	150元
㊷包裝與促銷技巧	王昭國編譯	130元
㊸企業王國指揮塔	松下幸之助著	120元
㊹企業精銳兵團	松下幸之助著	120元
㊺企業人事管理	松下幸之助著	100元
㊻華僑經商致富術	廖松濤編譯	130元
㊼豐田式銷售技巧	廖松濤編譯	180元
㊽如何掌握銷售技巧	王昭國編著	130元
㊿洞燭機先的經營	鐘文訓編譯	150元
52新世紀的服務業	鐘文訓編譯	100元
53成功的領導者	廖松濤編譯	120元
54女推銷員成功術	李玉瓊編譯	130元
55ＩＢＭ人才培育術	鐘文訓編譯	100元
56企業人自我突破法	黃琪輝編著	150元
58財富開發術	蔡弘文編著	130元
59成功的店舖設計	鐘文訓編著	150元
61企管回春法	蔡弘文編著	130元
62小企業經營指南	鐘文訓編譯	100元
63商場致勝名言	鐘文訓編譯	150元

⑥④迎接商業新時代	廖松濤編譯	100元
⑥⑥新手股票投資入門	何朝乾 編	200元
⑥⑦上揚股與下跌股	何朝乾編譯	180元
⑥⑧股票速成學	何朝乾編譯	200元
⑥⑨理財與股票投資策略	黃俊豪編著	180元
⑦⓪黃金投資策略	黃俊豪編著	180元
⑦①厚黑管理學	廖松濤編譯	180元
⑦②股市致勝格言	呂梅莎編譯	180元
⑦③透視西武集團	林谷燁編譯	150元
⑦⑥巡迴行銷術	陳蒼杰譯	150元
⑦⑦推銷的魔術	王嘉誠譯	120元
⑦⑧60秒指導部屬	周蓮芬編譯	150元
⑦⑨精銳女推銷員特訓	李玉瓊編譯	130元
⑧⓪企劃、提案、報告圖表的技巧	鄭 汶 譯	180元
⑧①海外不動產投資	許達守編譯	150元
⑧②八百件的世界策略	李玉瓊譯	150元
⑧③服務業品質管理	吳宜芬譯	180元
⑧④零庫存銷售	黃東謙編譯	150元
⑧⑤三分鐘推銷管理	劉名揚編譯	150元
⑧⑥推銷大王奮鬥史	原一平著	150元
⑧⑦豐田汽車的生產管理	林谷燁編譯	150元

•成功寶庫•電腦編號02

①上班族交際術	江森滋著	100元
②拍馬屁訣竅	廖玉山編譯	110元
④聽話的藝術	歐陽輝編譯	110元
⑨求職轉業成功術	陳 義編著	110元
⑩上班族禮儀	廖玉山編著	120元
⑪接近心理學	李玉瓊編著	100元
⑫創造自信的新人生	廖松濤編著	120元
⑮神奇瞬間瞑想法	廖松濤編譯	100元
⑯人生成功之鑰	楊意苓編著	150元
⑲給企業人的諍言	鐘文訓編著	120元
⑳企業家自律訓練法	陳 義編譯	100元
㉑上班族妖怪學	廖松濤編著	100元
㉒猶太人縱橫世界的奇蹟	孟佑政編著	110元
㉕你是上班族中強者	嚴思圖編著	100元
㉚成功頓悟100則	蕭京凌編譯	130元
㉜知性幽默	李玉瓊編譯	130元
㉝熟記對方絕招	黃靜香編譯	100元

㊲察言觀色的技巧　劉華亭編著　180元
㊳一流領導力　施義彥編譯　120元
㊵30秒鐘推銷術　廖松濤編譯　150元
㊶猶太成功商法　周蓮芬編譯　120元
㊷尖端時代行銷策略　陳蒼杰編著　100元
㊸顧客管理學　廖松濤編著　100元
㊹如何使對方說Yes　程　羲編著　150元
㊼上班族口才學　楊鴻儒譯　120元
㊽上班族新鮮人須知　程　羲編著　120元
㊾如何左右逢源　程　羲編著　130元
㊿語言的心理戰　多湖輝著　130元
55性惡企業管理學　陳蒼杰譯　130元
56自我啟發200招　楊鴻儒編著　150元
57做個傑出女職員　劉名揚編著　130元
58靈活的集團營運術　楊鴻儒編著　120元
60個案研究活用法　楊鴻儒編著　130元
61企業教育訓練遊戲　楊鴻儒編著　120元
62管理者的智慧　程　羲編譯　130元
63做個佼佼管理者　馬筱莉編譯　130元
67活用禪學於企業　柯素娥編譯　130元
69幽默詭辯術　廖玉山編譯　150元
70拿破崙智慧箴言　柯素娥編譯　130元
71自我培育・超越　蕭京凌編譯　150元
74時間即一切　沈永嘉編譯　130元
75自我脫胎換骨　柯素娥譯　150元
76贏在起跑點—人才培育鐵則　楊鴻儒編譯　150元
77做一枚活棋　李玉瓊編譯　130元
78面試成功戰略　柯素娥編譯　130元
81瞬間攻破心防法　廖玉山編譯　120元
82改變一生的名言　李玉瓊編譯　130元
83性格性向創前程　楊鴻儒編譯　130元
84訪問行銷新竅門　廖玉山編譯　150元
85無所不達的推銷話術　李玉瓊編譯　150元

•處世智慧•電腦編號03

①如何改變你自己　陸明編譯　120元
⑥靈感成功術　譚繼山編譯　80元
⑧扭轉一生的五分鐘　黃柏松編譯　100元
⑩現代人的詭計　林振輝譯　100元
⑫如何利用你的時間　蘇遠謀譯　80元

⑬口才必勝術	黃柏松編譯	120元
⑭女性的智慧	譚繼山編譯	90元
⑯人生的體驗	陸明編譯	80元
⑱幽默吹牛術	金子登著	90元
⑲攻心說服術	多湖輝著	100元
⑳當機立斷	陸明編譯	70元
㉒如何交朋友	安紀芳編著	70元
㉔慧心良言	亦　奇著	80元
㉕名家慧語	蔡逸鴻主編	90元
㉘如何發揮你的潛能	陸明編譯	90元
㉙女人身態語言學	李常傳譯	130元
㉚摸透女人心	張文志譯	90元
㉜給女人的悄悄話	妮倩編譯	90元
㉞如何開拓快樂人生	陸明編譯	90元
㊱成功的捷徑	鐘文訓譯	70元
㊲幽默逗笑術	林振輝著	120元
㊳活用血型讀書法	陳炳崑譯	80元
㊴心　燈	葉于模著	100元
㊵當心受騙	林顯茂譯	90元
㊶心・體・命運	蘇燕謀譯	70元
㊷如何使頭腦更敏銳	陸明編譯	70元
㊸宮本武藏五輪書金言錄	宮本武藏著	100元
㊼成熟的愛	林振輝譯	120元
㊽現代女性駕馭術	蔡德華著	90元
㊾禁忌遊戲	酒井潔著	90元
52摸透男人心	劉華亭編譯	80元
53如何達成願望	謝世輝著	90元
54創造奇蹟的「想念法」	謝世輝著	90元
55創造成功奇蹟	謝世輝著	90元
57幻想與成功	廖松濤譯	80元
58反派角色的啟示	廖松濤編譯	70元
59現代女性須知	劉華亭編著	75元
62如何突破內向	姜倩怡編譯	110元
64讀心術入門	王家成編譯	100元
65如何解除內心壓力	林美羽編著	110元
66取信於人的技巧	多湖輝著	110元
68自我能力的開拓	卓一凡編著	110元
70縱橫交涉術	嚴思圖編著	90元
71如何培養妳的魅力	劉文珊編著	90元
72魅力的力量	姜倩怡編著	90元
75個性膽怯者的成功術	廖松濤編譯	100元

⑯人性的光輝	文可式編著	90元
⑲培養靈敏頭腦秘訣	廖玉山編著	90元
⑳夜晚心理術	鄭秀美編譯	80元
㉑如何做個成熟的女性	李玉瓊編著	80元
㉒現代女性成功術	劉文珊編著	90元
㉓成功說話技巧	梁惠珠編譯	100元
㉔人生的真諦	鐘文訓編譯	100元
㉕妳是人見人愛的女孩	廖松濤編著	120元
㉗指尖・頭腦體操	蕭京凌編譯	90元
㉘電話應對禮儀	蕭京凌編著	120元
㉙自我表現的威力	廖松濤編譯	100元
㉚名人名語啟示錄	喬家楓編著	100元
㉛男與女的哲思	程鐘梅編譯	110元
㉜靈思慧語	牧　風著	110元
㉝心靈夜語	牧　風著	100元
㉞激盪腦力訓練	廖松濤編譯	100元
㉟三分鐘頭腦活性法	廖玉山編譯	110元
㊱星期一的智慧	廖玉山編譯	100元
㊲溝通說服術	賴文琇編譯	100元

・健康與美容・電腦編號 04

③媚酒傳（中國王朝秘酒）	陸明主編	120元
⑤中國回春健康術	蔡一藩著	100元
⑥奇蹟的斷食療法	蘇燕謀譯	130元
⑧健美食物法	陳炳崑譯	120元
⑨驚異的漢方療法	唐龍編著	90元
⑩不老強精食	唐龍編著	100元
⑫五分鐘跳繩健身法	蘇明達譯	100元
⑬睡眠健康法	王家成譯	80元
⑭你就是名醫	張芳明譯	90元
⑲釋迦長壽健康法	譚繼山譯	90元
⑳腳部按摩健康法	譚繼山譯	120元
㉑自律健康法	蘇明達譯	90元
㉓身心保健座右銘	張仁福著	160元
㉔腦中風家庭看護與運動治療	林振輝譯	100元
㉕秘傳醫學人相術	成玉主編	120元
㉖導引術入門(1)治療慢性病	成玉主編	110元
㉗導引術入門(2)健康・美容	成玉主編	110元
㉘導引術入門(3)身心健康法	成玉主編	110元
㉙妙用靈藥・蘆薈	李常傳譯	150元

㉚萬病回春百科	吳通華著	150元
㉛初次懷孕的10個月	成玉編譯	130元
㉜中國秘傳氣功治百病	陳炳崑編譯	130元
㉟仙人長生不老學	陸明編譯	100元
㊱釋迦秘傳米粒刺激法	鐘文訓譯	120元
㊲痔・治療與預防	陸明編譯	130元
㊳自我防身絕技	陳炳崑編譯	120元
㊴運動不足時疲勞消除法	廖松濤譯	110元
㊵三溫暖健康法	鐘文訓編譯	90元
㊸維他命與健康	鐘文訓譯	150元
㊺森林浴一綠的健康法	劉華亭編譯	80元
㊼導引術入門(4)酒浴健康法	成玉主編	90元
㊽導引術入門(5)不老回春法	成玉主編	90元
㊾山白竹（劍竹）健康法	鐘文訓譯	90元
㊿解救你的心臟	鐘文訓編譯	100元
52超人氣功法	陸明編譯	110元
54借力的奇蹟(1)	力拔山著	100元
55借力的奇蹟(2)	力拔山著	100元
56五分鐘小睡健康法	呂添發撰	120元
57禿髮、白髮預防與治療	陳炳崑撰	120元
59艾草健康法	張汝明編譯	90元
60一分鐘健康診斷	蕭京凌編譯	90元
61念術入門	黃靜香編譯	90元
62念術健康法	黃靜香編譯	90元
63健身回春法	梁惠珠編譯	100元
64姿勢養生法	黃秀娟編譯	90元
65仙人瞑想法	鐘文訓譯	120元
66人蔘的神效	林慶旺譯	100元
67奇穴治百病	吳通華著	120元
68中國傳統健康法	靳海東著	100元
71酵素健康法	楊　皓編譯	120元
73腰痛預防與治療	五味雅吉著	130元
74如何預防心臟病・腦中風	譚定長等著	100元
75少女的生理秘密	蕭京凌譯	120元
76頭部按摩與針灸	楊鴻儒譯	100元
77雙極療術入門	林聖道著	100元
78氣功自療法	梁景蓮著	120元
79大蒜健康法	李玉瓊編譯	100元
81健胸美容秘訣	黃靜香譯	120元
82鍺奇蹟療效	林宏儒譯	120元
83三分鐘健身運動	廖玉山譯	120元

㊹尿療法的奇蹟	廖玉山譯	120元
㊺神奇的聚積療法	廖玉山譯	120元
㊻預防運動傷害伸展體操	楊鴻儒編譯	120元
㊽五日就能改變你	柯素娥譯	110元
㊾三分鐘氣功健康法	陳美華譯	120元
㊾道家氣功術	早島正雄著	130元
㊾氣功減肥術	早島正雄著	120元
㊾超能力氣功法	柯素娥譯	130元
㊾氣的瞑想法	早島正雄著	120元

・家庭／生活・電腦編號 05

①單身女郎生活經驗談	廖玉山編著	100元
②血型・人際關係	黃靜編著	120元
③血型・妻子	黃靜編著	110元
④血型・丈夫	廖玉山編譯	130元
⑤血型・升學考試	沈永嘉編譯	120元
⑥血型・臉型・愛情	鐘文訓編譯	120元
⑦現代社交須知	廖松濤編譯	100元
⑧簡易家庭按摩	鐘文訓編譯	150元
⑨圖解家庭看護	廖玉山編譯	120元
⑩生男育女隨心所欲	岡正基編著	160元
⑪家庭急救治療法	鐘文訓編著	100元
⑫新孕婦體操	林曉鐘譯	120元
⑬從食物改變個性	廖玉山編譯	100元
⑭藥草的自然療法	東城百合子著	200元
⑮糙米菜食與健康料理	東城百合子著	180元
⑯現代人的婚姻危機	黃　靜編著	90元
⑰親子遊戲　0歲	林慶旺編譯	100元
⑱親子遊戲　1～2歲	林慶旺編譯	110元
⑲親子遊戲　3歲	林慶旺編譯	100元
⑳女性醫學新知	林曉鐘編譯	180元
㉑媽媽與嬰兒	張汝明編譯	180元
㉒生活智慧百科	黃　靜編譯	100元
㉓手相・健康・你	林曉鐘編譯	120元
㉔菜食與健康	張汝明編譯	110元
㉕家庭素食料理	陳東達著	140元
㉖性能力活用秘法	米開・尼里著	150元
㉗兩性之間	林慶旺編譯	120元
㉘性感經穴健康法	蕭京凌編譯	150元
㉙幼兒推拿健康法	蕭京凌編譯	100元

㉚談中國料理	丁秀山編著	100元
㉛舌技入門	增田豐　著	160元
㉜預防癌症的飲食法	黃静香編譯	150元
㉝性與健康寶典	黃静香編譯	180元
㉞正確避孕法	蕭京凌編譯	180元
㉟吃的更漂亮美容食譜	楊萬里著	120元
㊱圖解交際舞速成	鐘文訓編譯	150元
㊲觀相導引術	沈永嘉譯	130元
㊳初為人母12個月	陳義譯	180元
㊴圖解麻將入門	顧安行編譯	160元
㊵麻將必勝秘訣	石利夫編譯	180元
㊶女性一生與漢方	蕭京凌編譯	100元
㊷家電的使用與修護	鐘文訓編譯	160元
㊸錯誤的家庭醫療法	鐘文訓編譯	100元
㊹簡易防身術	陳慧珍編譯	150元
㊺茶健康法	鐘文訓編譯	130元
㊻雞尾酒大全	劉雪卿譯	180元
㊼生活的藝術	沈永嘉編著	120元
㊽雜草雜果健康法	沈永嘉編著	120元
㊾如何選擇理想妻子	荒谷慈著	110元
㊿如何選擇理想丈夫	荒谷慈著	110元
51中國食與性的智慧	根本光人著	150元
52開運法話	陳宏男譯	100元
53禪語經典＜上＞	平田精耕著	150元
54禪語經典＜下＞	平田精耕著	150元
55手掌按摩健康法	鐘文訓譯	180元
56脚底按摩健康法	鐘文訓譯	180元
57仙道運氣健身法	李玉瓊譯	150元
58健心、健體呼吸法	蕭京凌譯	120元
59自彊術入門	蕭京凌譯	120元
60指技入門	增田豐著	160元
61下半身鍛鍊法	增田豐著	180元
62表象式學舞法	黃靜香編譯	180元
63圖解家庭瑜伽	鐘文訓譯	130元
64食物治療寶典	黃靜香編譯	130元
65智障兒保育入門	楊鴻儒譯	130元
66自閉兒童指導入門	楊鴻儒譯	180元
67乳癌發現與治療	黃靜香譯	130元
68盆栽培養與欣賞	廖啟新編譯	180元
69世界手語入門	蕭京凌編譯	180元
70賽馬必勝法	李錦雀編譯	200元

⑺中藥健康粥	蕭京凌編譯	120元
⑻健康食品指南	劉文珊編譯	130元
⑼健康長壽飲食法	鐘文訓編譯	150元
⑽夜生活規則	增田豐著	160元
⑾自製家庭食品	鐘文訓編譯	200元
⑿仙道帝王招財術	廖玉山譯	130元
⒀「氣」的蓄財術	劉名揚譯	130元
⒁佛教健康法入門	劉名揚譯	130元
⒂男女健康醫學	郭汝蘭譯	150元
⒃成功的果樹培育法	張煌編譯	130元
⒄實用家庭菜園	孔翔儀編譯	130元
⒅氣與中國飲食法	柯素娥編譯	130元
⒆世界生活趣譚	林其英著	160元
⒇胎教二八〇天	鄭淑美譯	220元
㉑酒自己動手釀	柯素娥編著	160元
㉒自己動「手」健康法	劉雪卿譯	160元
㉓香味活用法	森田洋子著	160元
㉔寰宇趣聞搜奇	林其英著	200元
㉕手指回旋健康法	栗田昌裕著	200元
㉖家庭巧妙收藏	蘇秀玉譯	200元
㉗餐桌禮儀入門	風間璋子著	200元
㉘住宅設計要訣	吉田春美著	200元

•命理與預言•電腦編號06

①星座算命術	張文志譯	120元
②中國式面相學入門	蕭京凌編著	180元
③圖解命運學	陸明編著	200元
④中國秘傳面相術	陳炳崑編著	110元
⑤13星座占星術	馬克•矢崎著	200元
⑥命名彙典	水雲居士編著	180元
⑦簡明紫微斗術命運學	唐龍編著	220元
⑧住宅風水吉凶判斷法	琪輝編譯	180元
⑨鬼谷算命秘術	鬼谷子著	200元
⑩密教開運咒法	中岡俊哉著	250元
⑪女性星魂術	岩滿羅門著	200元
⑫簡明四柱推命學	李常傳編譯	150元
⑬手相鑑定奧秘	高山東明著	200元
⑭簡易精確手相	高山東明著	200元
⑮13星座戀愛占卜	彤雲編譯組	200元
⑯女巫的咒法	柯素娥譯	230元

⑰六星命運占卜學　馬文莉編著　230元
⑱樸克牌占卜入門　王家成譯　100元
⑲A血型與十二生肖　鄒雲英編譯　90元
⑳B血型與十二生肖　鄒雲英編譯　90元
㉑O血型與十二生肖　鄒雲英編譯　100元
㉒AB血型與十二生肖　鄒雲英編譯　90元
㉓筆跡占卜學　周子敬著　220元
㉔神秘消失的人類　林達中譯　80元
㉕世界之謎與怪談　陳炳崑譯　80元
㉖符咒術入門　柳玉山人編　150元
㉗神奇的白符咒　柳玉山人編　160元
㉘神奇的紫符咒　柳玉山人編　200元
㉙秘咒魔法開運術　吳慧鈴編譯　180元
㉚諾米空秘咒法　馬克・矢崎著　220元
㉛改變命運的手相術　鐘文訓編著　120元
㉜黃帝手相占術　鮑黎明著　230元
㉝惡魔的咒法　杜美芳譯　230元
㉞脚相開運術　王瑞禎譯　130元
㉟面相開運術　許麗玲譯　150元
㊱房屋風水與運勢　邱震睿編譯　160元
㊲商店風水與運勢　邱震睿編譯　200元
㊳諸葛流天文遁甲　巫立華譯　150元
㊴聖帝五龍占術　廖玉山譯　180元
㊵萬能神算　張助馨編著　120元
㊶神秘的前世占卜　劉名揚譯　150元
㊷諸葛流奇門遁甲　巫立華譯　150元
㊸諸葛流四柱推命　巫立華譯　180元
㊹室內擺設創好運　小林祥晃著　200元
㊺室內裝潢開運法　小林祥晃著　230元
㊻新・大開運吉方位　小林祥晃著　200元
㊼風水的奧義　小林祥晃著　200元
㊽開運風水收藏術　小林祥晃著　200元
㊾商場開運風水術　小林祥晃著　200元
㊿骰子開運易占　立野清隆著　250元
51四柱推命愛情運　李芳黛譯　220元
52風水開運飲食法　小林祥晃著　200元

・教養特輯・電腦編號07

①管教子女絕招　多湖輝著　70元
⑤如何教育幼兒　林振輝譯　80元

⑦關心孩子的眼睛　陸明編　70元
⑧如何生育優秀下一代　邱夢蕾編著　100元
⑩現代育兒指南　劉華亭編譯　90元
⑫如何培養自立的下一代　黃靜香編譯　80元
⑭教養孩子的母親暗示法　多湖輝著　90元
⑮奇蹟教養法　鐘文訓編譯　90元
⑯慈父嚴母的時代　多湖輝著　90元
⑰如何發現問題兒童的才智　林慶旺譯　100元
⑱再見！夜尿症　黃靜香編譯　90元
⑲育兒新智慧　黃靜編譯　90元
⑳長子培育術　劉華亭編譯　80元
㉑親子運動遊戲　蕭京凌編譯　90元
㉒一分鐘刺激會話法　鐘文訓編著　90元
㉓啟發孩子讀書的興趣　李玉瓊編著　100元
㉔如何使孩子更聰明　黃靜編著　100元
㉕３・４歲育兒寶典　黃靜香編譯　100元
㉖一對一教育法　林振輝編譯　100元
㉗母親的七大過失　鐘文訓編譯　100元
㉘幼兒才能開發測驗　蕭京凌編譯　100元
㉙教養孩子的智慧之眼　黃靜香編譯　100元
㉚如何創造天才兒童　林振輝編譯　90元
㉛如何使孩子數學滿點　林明嬋編著　100元

・消遣特輯・電腦編號 08

①小動物飼養秘訣　徐道政譯　120元
②狗的飼養與訓練　張文志譯　130元
④鴿的飼養與訓練　林振輝譯　120元
⑤金魚飼養法　鐘文訓編譯　130元
⑥熱帶魚飼養法　鐘文訓編譯　180元
⑧妙事多多　金家驊編譯　80元
⑨有趣的性知識　蘇燕謀編譯　100元
⑪100種小鳥養育法　譚繼山編譯　200元
⑫樸克牌遊戲與贏牌秘訣　林振輝編譯　120元
⑬遊戲與餘興節目　廖松濤編著　100元
⑭樸克牌魔術・算命・遊戲　林振輝編譯　100元
⑯世界怪動物之謎　王家成譯　90元
⑰有趣智商測驗　譚繼山譯　120元
⑲絕妙電話遊戲　開心俱樂部著　80元
⑳透視超能力　廖玉山譯　90元
㉑戶外登山野營　劉青篁編譯　90元

㉔巴士旅行遊戲	陳羲編著	110元
㉕快樂的生活常識	林泰彥編著	90元
㉖室內室外遊戲	蕭京凌編著	110元
㉗神奇的火柴棒測驗術	廖玉山編著	100元
㉘醫學趣味問答	陸明編譯	90元
㉙樸克牌單人遊戲	周蓮芬編譯	130元
㉚靈驗樸克牌占卜	周蓮芬編譯	120元
㉜性趣無窮	蕭京凌編譯	110元
㉝歡樂遊戲手册	張汝明編譯	100元
㉞美國技藝大全	程玫立編譯	100元
㉟聚會即興表演	高育強編譯	90元
㊱恐怖幽默	幽默選集編譯組	120元
㊹藝術家幽默	幽默選集編譯組	100元
㊺旅遊幽默	幽默選集編譯組	100元
㊻投機幽默	幽默選集編譯組	100元
㊽青春幽默	幽默選集編譯組	100元
㊾焦點幽默	幽默選集編譯組	100元
㊿政治幽默	幽默選集編譯組	130元
51美國式幽默	幽默選集編譯組	130元

•語文特輯• 電腦編號09

①日本話1000句速成	王復華編著	60元
②美國話1000句速成	吳銘編著	60元
③美國話1000句速成　附卡帶		220元
④日本話1000句速成　附卡帶		220元
⑤簡明日本話速成	陳炳崑編著	90元
⑳學會美式俚語會話	王嘉明著	220元

•武術特輯• 電腦編號10

①陳式太極拳入門	馮志強編著	150元
②武式太極拳	郝少如編著	150元
③練功十八法入門	蕭京凌編著	120元
④教門長拳	蕭京凌編譯	150元
⑤跆拳道	蕭京凌編譯	180元
⑥正傳合氣道	程曉鈴譯	180元
⑦圖解雙節棍	陳銘遠著	150元
⑧格鬥空手道	鄭旭旭編著	180元
⑨實用跆拳道	陳國榮編著	200元
⑩武術初學指南	李文英、解守德編著	250元

⑪泰國拳　陳國榮著　180元
⑫中國式摔跤　黃　斌編著　180元
⑬太極劍入門　李德印編著　180元
⑭太極拳運動　運動司編　220元
⑮太極拳譜　清・王宗岳等著　280元
⑯散手初學　冷　峰編著　180元
⑰南拳　朱瑞琪編著　180元
⑱吳式太極劍　王培生著　200元
⑲太極拳健身和技擊　王培生著　250元

・趣味益智百科・電腦編號 11

②神奇魔術入門　陳炳崑譯　70元
③智商180訓練金頭腦　徐道政譯　90元
④趣味遊戲107入門　徐道政譯　60元
⑤漫畫入門　張芳明譯　70元
⑥氣象觀測入門　陳炳崑譯　50元
⑦圖解游泳入門　黃慶篤譯　80元
⑨少女派對入門　陳昱仁譯　70元
⑩簡易勞作入門　陳昱仁譯　70元
⑪手製玩具入門　趣味百科編譯組　80元
⑫圖解遊戲百科　趣味百科編譯組　70元
⑬奇妙火柴棒遊戲　趣味百科編譯組　70元
⑭奇妙手指遊戲　趣味百科編譯組　70元
⑮快樂的勞作一走　趣味百科編譯組　70元
⑯快樂的勞作一動　趣味百科編譯組　70元
⑰快樂的勞作一飛　趣味百科編譯組　70元
⑱不可思議的恐龍　趣味百科編譯組　70元
⑲不可思議的化石　趣味百科編譯組　70元
⑳偵探推理入門　趣味百科編譯組　70元
㉑愛與幸福占星術　趣味百科編譯組　70元

・文學叢書・電腦編號 50

①寄給異鄉的女孩　陳長慶著　180元
②螢　陳長慶著　180元
③再見海南島、海南島再見　陳長慶著　180元
④失去的春天　陳長慶著　250元

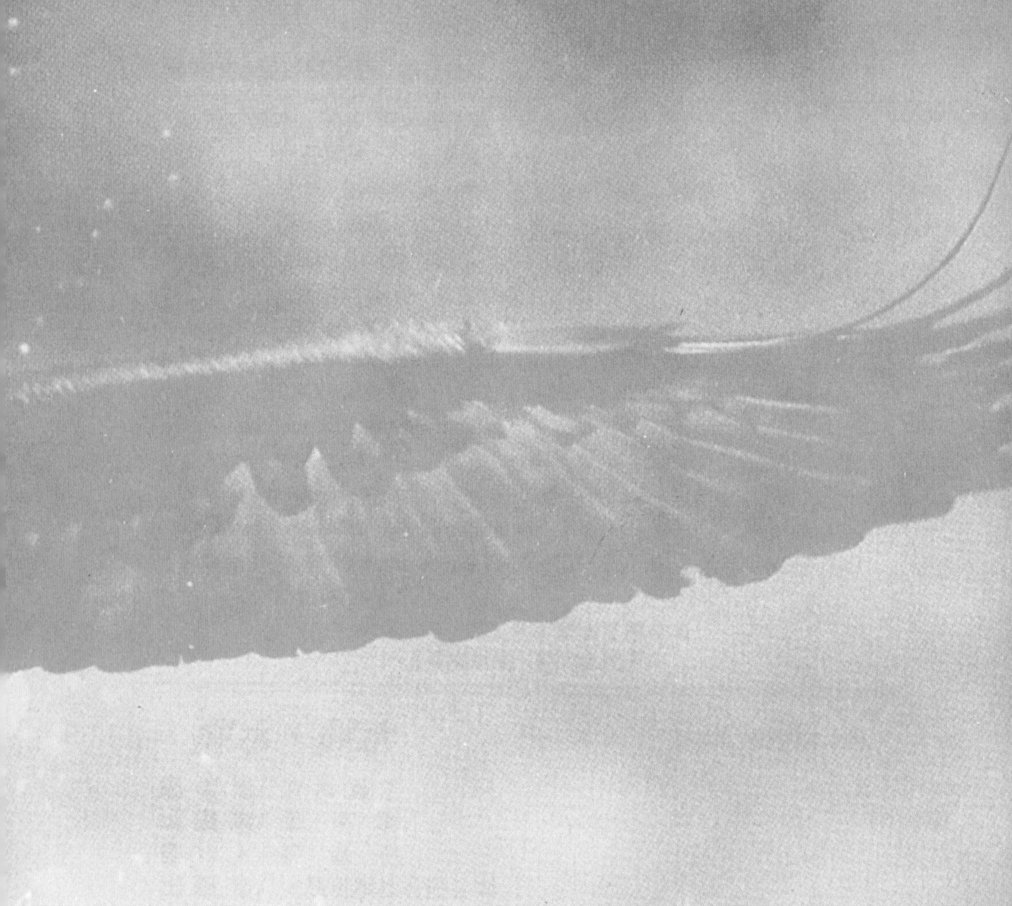